「認知症の人が参加する研究の倫理」に関する提言

意思決定能力が低下した人を支援するために

監　修：日本臨床倫理学会
編　著：日本臨床倫理学会
　　　　「認知症の人が参加する研究の倫理」に関するワーキンググループ

へるす出版

「認知症の人が参加する研究の倫理」に関する提言を出版するにあたって

　日本臨床倫理学会は、「認知症の人が参加する研究の倫理」に関するワーキンググループを組織し、4年間にわたって熱心な議論を重ねてきた。その趣旨は、研究における患者の自律を支援し、尊厳を守り、よりよい臨床実践に役立てるという、前回のDNAR指示に関するワーキンググループによる提言と同様な基本姿勢をとっている。特に、今回は、認知症の人をはじめとする意思決定能力が低下した人々が研究参加する際に、どのように意思決定支援をし、尊厳に配慮するべきかに焦点を当てている。

　「認知症の人が参加する研究の倫理」に関するワーキンググループによる継続した議論においては、「研究」と「治療」の境界について熟慮してきた。それは、「研究倫理」は、医療・治療以上に、患者の尊厳を考える上で、より厳格な倫理的配慮が必要であるとの認識に基づいている。すなわち、医療・治療は基本的に患者本人に何らかの利益をもたらそうとして実施されるのに対して、研究は必ずしも本人にベネフィットをもたらさない場合があるからである。

　また、歴史的にも、医学研究において弱い立場の人々が被験者とされ、必ずしも本人の自律に対して配慮がなされず、公正性についても大きな問題があった以下のような患者の人権侵害事件が起きてしまったという反省もあった。

　過去の患者の権利を侵害したとされる研究には、まず、第二次世界大戦中のナチスの医師たちによる強制収容所に収容されている人々を対象とした非人道的な人体実験ともいうべき研究が挙げられよう。その反省に立ち、1947年にニュルンベルグ綱領がつくられ、その後、世界医師会は1964年、人を対象とする医学研究の倫理原則であるヘルシンキ宣言を採択した。

　また、タスキギー梅毒研究においては、1932年から40年間の長期にわたり、アラバマ州タスキギーの貧しい小作人の黒人男性に対して梅毒研究に関する非人道的な研究を行った。研究について適切な説明がなされず、自発的な同意ではなく、また1941年に梅毒の治療薬であるペニシリンが実用可能となってからも、その事実を知らせず、偽の薬を与え続け、治療を行っていると欺いたというものである。

　ウィローブルック事件は、1956年から1971年まで重篤な精神遅滞のある者たちを被験者として、B型肝炎ウイルスを注射し研究を行ったというものであった。

　タスキギー事件の後、生物医学・行動研究における被験者保護のための国家委員会が立ち上げられ、1979年にベルモントレポート（＝人を対象とする研究における被験者保護のための倫理原則）が作成された。これは現在、臨床においても倫理4原則として応用されている。

　わが国においても、精神病院入院患者にツツガムシ・リケッチアを接種し治療法の研究を行った事件（1956年発覚）、乳児院の入院児に大腸菌を服用させる研究を行った事件（1952年）、製薬会社が社員に被験薬を内服させる研究を行った事件（1963年）など、弱い立場にある人を対

象に研究を行い死亡者が発生する事件を経験している。

　このように過去の患者の権利侵害事件においては、立場の弱い人々が研究対象となり、搾取され、本人の同意やインフォームドコンセント、家族の代諾のプロセスについて倫理的に問題があった。現在のわが国では、臨床研究法、医薬品の臨床試験の実施の基準に関する省令、人を対象とする医学系研究に関する倫理指針などが整備され、それらを遵守していれば、このような権利侵害事件が起こる可能性は少なくなったと思われる。しかしながら、細やかに研究のルールが定められた一方で、ただ形式的にこれらのルールを満たしていればよいという風潮もみられる。研究参加者の保護という研究倫理の本質に立ち返り、特に意思決定能力が低下している人をはじめとする弱い立場にある人が研究に参加する場合には、国内外の過去の過ちに再度思いを巡らし、研究倫理に関する提言をすることは重要だと考えている。

　超高齢化社会の到来により、認知症の人の数は増加の一途をたどっている。また、認知症でなくとも、高齢者においては意思決定能力が低下してきている人も多い。それは、つまり、今後、意思決定において、支援を必要とする人々が増加することを意味している。
　最近、「認知症の人の日常生活・社会生活における意思決定支援ガイドライン」が公表されたが、医療分野・研究分野だけでなく、日常生活・社会生活に際しても、意思決定能力の減衰している人々への支援は今後ますます重要になってくる。意思決定支援や意思決定能力の評価に際しての配慮については、日常生活・社会生活＜医療ケア＜研究の順に、本人の被るリスクの増大に応じてより厳格さが要求されるようになる。
　認知症の人が研究参加する医療やケアに関する研究には、認知症という疾患そのものに関する研究もあるであろうし、また、他疾患に関する研究に、認知症の人が被験者として参加するものもあるだろう。また、今後は、介護技術や生活面に焦点を当てた研究も増えてくるであろう。
　本提言は、認知症の人が参加する研究に特化した記載ではあるが、認知症だけでなく、高齢者やさまざまな障害により意思決定能力が低下した人々、および立場の弱い人々の尊厳に配慮することは日本臨床倫理学会の重要な役割である。そして、それは、意思決定プロセス（同意・代諾の問題）の手続き的公正性に配慮することに他ならない。特に研究においては、その研究成果が必ずしも本人にベネフィットをもたらさない場合があり、治療（医療）以上に、厳格な倫理的配慮が必要であろう。

　本提言は、14 の要約 Executive Summary and Recommendations と本編 12 章から構成されている。もちろん、要約および本編の両者を精読していただくことが望ましいが、要約に目を通すだけでも、本提言がどのような立場に立っているかを理解していただけるように構成されている。

意思決定能力が低下している人々、および立場の弱い人々が研究参加する際には、本提言の趣旨を十分にご理解いただき、社会の多くの人々に役立つ研究を実施していただくことを望んでいる。また、さらに本提言をより良いものとするために、皆様から広くご意見・ご提言を賜る機会を設ける予定である。ご協力をお願いしたい。

    日本臨床倫理学会
    「認知症の人が参加する研究の倫理」に関するワーキンググループ

            メンバー一同

要約
Executive Summary and Recommendations

「認知症の人が参加する研究の倫理」に関する提言
―意思決定プロセスと、同意・代諾の問題―

日本臨床倫理学会
「認知症の人が参加する研究の倫理」に関するワーキンググループ

　日本臨床倫理学会は、意思決定能力が十分でない認知症の人の研究参加に関する意思決定プロセスが、倫理的に必ずしも適切でない現状を鑑み、ワーキンググループを組織し、提言を出すことにした。
　認知症の人を対象とする研究に際しての倫理的配慮について、現実を直視した熟慮とあるべき方向性を踏まえながら、認知症の本人の意思決定を支援することを重視し、「治療」と「研究」との違い（境界）を念頭に置き、認知症の人にもたらされるベネフィットおよびリスクと、意思決定能力の低下との関係を検討し、何が基本的ルールで、その根拠は何かをできるだけ示し、今後、さらに議論すべき倫理的論点を明確にしようと試みた。

> 【本指針の趣旨および目的】
> 認知症の進展に伴って意思決定能力が次第に低下する人々の、研究参加に関する同意・代諾のあり方を考え、倫理的により適切な意思決定プロセスを実践し、認知症の人々の尊厳に配慮することを目的としている

0-1　既存のヘルシンキ宣言（WMA）や、「人を対象とする医学系研究に関する倫理指針」（文部科学省・厚生労働省）などの遵守に加えて、認知症の人々の特性に配慮した意思決定プロセスを提案している。

0-2　認知症であっても、個人は自律的な主体として扱われるべきであると同時に、自律の弱くなっている個人は保護を受ける必要がある。したがって、ほんとうに自己決定できないのかについて、適切な意思決定能力の評価が必要である。

0-3　家族の代諾についても、家族がすべて決めてしまってよいのか、あるいは家族の代理判断は適切なのかについて、十分な考慮が必要である。

0-4　「医学の進歩と社会への貢献」と「研究参加者の人権・健康の保護」のバランスは重要であり、それを実現するためには、参加者の研究に伴うリスクをできるだけ少なくすることと同時に、有効な治療法やケアの方法を開発する研究参加の機会を必要以上に奪わないことも重要で

ある。そのためには、リスクやベネフィットの大きさと、同意・代諾との関係について、十分な配慮が必要である。

【研究における意思決定プロセス】
医療における、本人の同意・家族の代諾の意義と、研究における場合との差異について、十分に配慮することは倫理的に重要である。

1-1　本人の同意は、医療の実践においては十分に尊重されるべきものであるが、「研究というコンテクスト」と「医療というコンテクスト」とで、本人の同意・家族等による代諾はどのように同じで、どのように異なるのかについて十分考慮がなされるべきである。

1-2　特に「研究というコンテクスト」においては、本人に対して直接的なベネフィットがない場合、あるいは本人に対して最小以上のリスクがある場合が想定され、研究参加に関しては、より厳格な同意・代諾に関する意思決定プロセスが求められる。

【自己決定】
認知症であっても、研究参加に関する本人の自己決定の権利に十分に配慮する必要がある。

2-1　個人にとって自己決定は重要な権利であり、認知症の人は意思決定能力がないと証明されるまでは、自己決定可能であるとみなされる。

2-2　また、程度の差はあっても、認知症の人が自己決定できる可能性があることに常に留意すべきである。

2-3　この自律に関する残存能力に対して、十分な倫理的配慮（例；shared decision making, assent など）がなされる必要がある。

2-4　認知症（の疑い）があるという一事をもって、研究参加に関する意思決定能力がないと先入観や偏見を持つべきではない。

【意思決定能力】
認知症の進行に伴って、研究参加に関する意思決定能力は、漸減的に低下することに配慮すべきである。

3-1　認知症においては、病状の進行とともに、次第に意思決定能力が低下していくが、それは漸減的に低下するため、「意思決定可能」と「意思決定不可能」の間に明確な境界があるわけではない。

3-2　臨床においては、これらのボーダーライン上のケースが極めて多く、意思決定能力を、個々の研究ごと、研究参加候補者個人ごとに評価する必要がある。

3-3　その評価方法については、それぞれの研究プロトコール作成の中で詳細に検討されるべきである。

4 【認知症および認知症の人を理解していること】

認知症の人が参加する研究を行う研究者は、認知症を理解し、認知症の人々との幅広い経験を有し、適切にコミュニケーションをとるスキルが必要である。

4-1 認知症の人が参加する研究を実施しようとする研究者は、その研究領域の科学的資質と倫理的資質に加えて、認知症の人々と適切にコミュニケーションをとるスキルが必要である。

4-2 認知症の人を対象として含む研究を行う研究者は、少なくとも、認知症という疾患についての基本的知識が必要である。

4-3 研究者の資質として、認知機能が低下した人々との幅広い経験をもっていること、認知症の特性を理解して認知症の人々と接するスキルが必要である。

5 【インフォームドコンセント】

インフォームドコンセントにおいては、提供される情報の性質と範囲、その提供方法、研究参加候補者の理解度、自発性について十分留意すべきである。

5-1 「インフォームドコンセント」とは、研究参加候補者と話し合いをし、本人から同意を得る対話のプロセスそのものである。この場合、研究参加候補者は、参加同意をすることも参加拒否をすることもあることを十分に認識すべきである。すなわち、インフォームドコンセントを与える能力がある個人を、本人の自主的な承諾なしに研究に参加させることはできない。

5-2 提供される情報の性質と範囲：研究において提供されるべき情報は、必ずしも、医療における情報と同じではない。ある方法が、十分には有効性が証明されていない方法であり、かつ自らの治療に直接的なベネフィットをもたらさない可能性があるということを研究参加候補者が知りながら、知識の発展のために参加を望むかどうかを決定できるような性質と範囲の情報が提供される必要がある。

5-3 情報提供の方法：研究者は、研究参加候補者の認知症の程度（ステージ）・文化的背景・教育レベル・言語知覚能力・心理的状況・環境などに十分留意して、各個人に合った方法で情報提供をする必要がある。

5-4 理解：意思決定能力は all or nothing（あるかないか）の判断をするものではなく、人々はそれぞれの課題ごと、さまざまな程度の意思決定能力を持っている。すなわち、情報を理解する能力は、ある特定の課題ごと、ある特定の時間において、ある特定の状況において変化する。それは、認知症の状態だけでなく、社会心理的・環境的・医学身体的・精神的・神経学的状態によっても変化する。また、研究者は、研究参加候補者が提供された情報を理解したことを確認する責任がある。その責任は、研究のリスクがより大きく深刻であるほど大きくなる。

5-5 自発性：自発性の制限については、選択肢が与えられない、ごまかし、権限を与えない、脅かす、急かす、訴えを退ける、強制、不当な影響下にあること（感情的・金銭的インセンティブなど）が挙げられる。また、通常であれば許容可能な方法も、研究参加候補者が、特に、理解する能力が低下していたり、弱い立場にある場合には、不当な威圧になる可能性があることに留意すべきである。

5-6 インフォームドコンセントの取得に関わる人々：意思決定能力のある認知症の人からは、原則として、直接的に、本人からインフォームドコンセントを得る。インフォームドコンセントを得る場合には、研究参加候補者が説明をする研究者に依存した関係になく、強制がないことが重要である。その可能性がある場合には、研究参加候補者の医療やケアに携わっていない研究者や研究補助者が説明を行うべきである。意思決定能力が不十分な人の研究参加の意向については、家族あるいは親しい知人から意見を聞いたり、研究参加に関する事前指示を参考にしながら決定する。その後、可能であれば、本人からは、assent/dissent（賛意／不賛意）を得る。

5-7 研究からの撤退の自由と、同意の継続性の確認：研究参加者には、いかなる理由でも、いつでも自由に研究から撤退できることを知らせておく必要がある。また、研究参加による苦痛・苦悩がないかどうかに注意を払い、研究者は、参加者が中止の意向をもっていないかどうかを継続的かつ定期的にチェックすることが必要である。

6 【assent および dissent】
家族などの代諾後、本人の assent/dissent（賛意／不賛意）を確認すべきである。それは、認知症の人の autonomy（自律）を尊重する一つの手段となる。

6-1 認知症の本人がインフォームドコンセントを与える能力がない場合には、家族等が代諾（proxy consent）するが、研究参加に関して本人の assent（賛意）を求める必要がある。また、研究参加候補者の dissent（不賛意）は、尊重されるべきである。

6-2 医療において assent は、必ずしも要求されていないが、研究においては要求される点が両者の違いである。特に、frail で vulnerable な認知症の人々が参加する研究の際には、その assent の要求はより厳格であるべきである。認知症の人々を研究対象とする場合には、研究者は代諾（代理判断者によるインフォームドコンセント = proxy consent）と assent の両者を要求される。また、認知症本人の assent だけでは、研究に参加できない。

6-3 consent できる能力から、assent できる能力への移行は漸減的（緩徐）であり、意思決定能力評価のゴールドスタンダードは存在しない。認知症の進行に伴って、次第に、意思決定能力は低下するため、個々のケースごとに評価する必要がある。

6-4 本人の assent/dissent は、インフォームドコンセント取得の期間中および研究の期間中を通じて、継続的に評価・観察される必要がある。

7 【家族等による代理判断（代諾） = proxy consent】
代諾の倫理的・法的意味を考え、「家族による自己決定」にならないように、あくまで本人の最善の利益について考えるべきである。

7-1 「本人による自己決定」と「家族による自己決定」の倫理的・法的違いを認識すべきである。

7-2 「医療における家族の代理判断（代諾）は、本人の同意権の代行にすぎず、第三者である家族等に同意権を付与しているものではない。家族等による代諾は、本人の利益のためになされ

る、あるいは、本人の不利益にならないようになされる場合のみ正当化される」という法的趣旨は、研究における代諾においても適用される。

8 【代諾者】
代諾者は、研究内容だけでなく、研究参加候補者の病状や生活状況、性格・考え方を知っており、本人の最善の利益について真摯に考慮できる者が望ましい。

8-1 　代諾者に意見を求める前に、可能であれば、認知症の本人に、「誰に自分のために代わって判断して欲しいのか」を尋ねることが望ましい。本人が任意に指名した代理判断者（代諾者）がいれば、優先される。

8-2 　代理判断者（代諾者）には、研究参加候補者の①病状や生活状況、②性格・考え方・価値観等について十分に知り、その意思を的確に推定できる、③研究内容やリスクやベネフィットなどについて、よく知って理解している、④本人の立場に立った上で、本人の最善の利益について真摯な考慮ができる者が望ましい。

8-3 　代理判断者（代諾者）は、その研究プロジェクトと関連のある人がなってはならない。また、代諾をすることに関して、本人と利益相反（COI）があってはならない。また、認知症の人の研究参加によって利益を受けてはならない。

9 【代理判断の手順】

意思決定の手順は、医療同意と同様に、①事前指示の尊重、②代行判断（本人意思の適切な推定）、③最善の利益判断である。

9-1 　代理判断者は、事前指示に含まれている願望や、本人の価値観について正確に理解し、提案されている研究が、本人が書いた事前指示の内容と一致しているかどうか考慮する必要がある。

9-2 　代理判断者は、認知症本人の価値観に適合するように、本人の真意を探究すべきである。

9-3 　代理判断は、現時点の frail で vulnerable な本人の願望とはかけ離れてしまうというリスクがあるため、認知症の本人の意思決定能力が低下している場合でも、できる限り認知症の本人の声も聴くべきである。

10 【リスクとベネフィットの分析・評価】

認知症の人々の、研究参加によるリスクとベネフィットについて考え、認知症の人々が不当なストレス・待遇・危険を伴うことなく研究に参加でき、かつ社会に貢献できることを保障することは重要である。

10-1 　frail・vulnerable な認知症の人々が研究の対象となるとき、それらの人々が研究参加すること自体の適切性が明確にされなければならない。それらの判断にはリスクの質と程度、対象となる特定の母集団の条件、期待されるベネフィットの質と水準などが含まれる。

10-2 起こり得るリスクや負担のリスト一覧は、個々の研究ごとに作成されるべきである。研究者は、参加者の保護と自律の促進の適切なバランスを見出すよう努力する必要があり、また、リスクや負担を軽減する工夫がなされる必要がある。

10-3 リスクには、身体的な害だけでなく、心理的な害・社会的な害・経済的な害・法的な害なども含む。また、リスクを被る可能性のある者は、個々の研究参加者だけでなく、その家族・社会全般・社会の中で研究参加者の属する特定の集団などがある。

10-4 研究侵襲の意味を理解しそれに耐えられる人々と比較して、認知症の人々の minimal risk の閾値はより低い可能性があることに留意すべきである。

10-5 研究参加候補者の認知症の人（本人が同意しているのなら家族介護者も）は、研究企画の段階で、許容可能なリスクや負担の程度の評価に参加する機会が保障される必要がある。

10-6 インフォームドコンセントにおいて、直接的なベネフィットがない場合には、研究参加候補者にはその旨を明確にしておくべきである。また、潜在的（potential）利益は、しばしば拡大解釈される傾向にあるため、研究参加候補者は、どのようなベネフィットを期待して研究参加するのかについて話をする機会を与えられることが望ましい。

10-7 間接的（潜在的）ベネフィットには、研究参加者が、役立っていると感じること、人と会うことに喜びを感じること、気晴らしを得ること、専門的ケアや支援へのアクセスを得ること、研究参加によって意義ある貢献をしているという altruistic（利他主義的）満足感なども含まれる可能性がある。

【リスクのある研究における同意・代諾の問題】

認知症の人が参加する臨床研究において、リスクの大きさにかかわらず、すべての研究において家族などの意向・代諾で研究参加を決定できるわけではない。

11-1 認知症の人々の研究参加の代諾については、代諾者の意向だけでなく、研究によって参加者の被るリスクやベネフィットについて、ある程度の制限や追加的セーフガードを課すことも、意思決定能力の低下した認知症の人々を保護するために必要になる。

11-2 その研究が「最小のリスクより大きく、本人に対して潜在的利益がない場合」には、①家族などの代諾で足りるとする立場、②自分でインフォームドコンセントができる、あるいは研究に関する本人の事前指示がある時にのみ参加できる、とする2つの異なった立場がある。

11-3 リスクがあり、ベネフィットがない研究参加を、他者が代諾することが許容される理由について、十分に考慮する必要がある。それらを許容する理論として、Common Good theory あるいは altruism（利他主義）などがある。

11-4 認知症の人々が研究参加する理由として、自分の病状を改善し治癒させる治療を望む場合、あるいは altruistic（利他的）な理由などが挙げられている。

12 【研究計画書・同意文書】
認知症の人の、当該研究参加が不可欠な理由や、代諾者の選定方針について記載が必要である。

12-1 研究者は、当該研究の重要性、参加候補者の当該研究への参加が研究を実施するにあたり必要不可欠な理由、および代諾者等の選定方針を臨床研究計画書に記載する。

12-2 臨床研究計画書について、倫理審査委員会による承認を受けなければならない。

12-3 中途の意思決定能力喪失：研究者は、もし参加者が研究終了前に意思決定能力を失った場合、研究参加を継続するかどうかについての記載をしておく。また、参加者が意思決定能力を喪失したり、死亡した場合に、得られたデータを使用することを許可するかどうかについての記載も必要である。

13 【プライバシー（個人情報）保護】
認知症の人々および家族のプライバシー権に対して、十分な配慮が必要である。

13-1 認知症の人は、自身のプライバシーの権利について主張できないことがしばしばあるが、個人にとってプライバシー権は、法的だけではなく倫理的にたいへん重要な権利である。認知症の研究参加候補者および研究参加者のプライバシー・個人情報保護についてあらゆる予防手段が講じられなければならない。

13-2 認知症の本人だけでなく、家族などの関係者の個人情報についても、配慮が必要である。

14 【研究倫理委員会のない施設におけるアドバイスの仕組みづくり】
認知症の医療・ケアを改善するための研究を促進させるために、研究が倫理的に適切に実施できるよう支援する体制の整備が必要である。

14-1 実践の現場で働く医療者・介護者が、認知症の医療・ケアを改善するために行う研究は、認知症の医療・ケアの質を向上させるために必要不可欠であり、意義深いものである。これらの研究を促進させることは、今後の重要な課題である。

14-2 研究倫理委員会のない医療介護施設における認知症の人が参加する研究が、倫理的に適切に実施できるよう支援する体制の整備が必要である。

14-3 今後、医師会、看護協会、地域の基幹病院、地域包括支援センターや研究会などを中心として、それぞれの地域で倫理委員会の仕組みづくりをすることが望ましい。

本編

目　次

はじめに　15

第1章　研究のカテゴリー　17

第2章　リクルートメント　18

第3章　意思決定能力の評価　20

第4章　インフォームドコンセント（本人の意向）　26

第5章　家族等による代理判断（代諾）proxy consent　34

第6章　assent と dissent の評価　37

第7章　リスクとベネフィット分析・評価　39

第8章　リスクのある研究における同意・代諾の問題　43

第9章　プライバシー（個人情報）保護　47

第10章　研究倫理委員会のない施設におけるアドバイスの仕組みづくり　48

第11章　研究参加に関する事前指示　49

第12章　認知症の人が参加する研究に関わる人々
　　　　（研究者・家族介護者など）への教育・支援について　50

Appendix　ケーススタディー ― 研究計画書 ―　53

はじめに

　21世紀という超高齢化社会において、認知症を予防したり、発症を遅らせたり、進行を遅らせたりすること、あるいは、よりよい認知症ケアを提供することは、医学的視点からだけでなく認知症の人々の生活の視点からも重要な課題であり、それらに関する研究は、今後ますます重要となってくる。

　先進国における研究倫理のガバナンスとして、アメリカではタスキギー事件をきっかけに国家研究法（1974）・ベルモントレポート（1979）・研究対象者保護（45CFR46・コモンルール）（1991）、フランスでは生命倫理法（1994/2004/2011）という、法および法の権限授与による規制という枠組みを有している。しかし、わが国では、そのような法による規制はなく、個人情報保護の側面も含めて、行政ガイドライン〔ヒトゲノム・遺伝子解析研究（2004）、ヒトES細胞の樹立及び使用（2001）、遺伝子治療臨床研究（2004）、人を対象とする医学系研究（2014）〕に依っている。行政ガイドラインには相応のメリットもあるが、法の裏付けがない以上、国民の権利義務や基本ルールを書き込むことはできない。したがって、ガイドラインは、ある判定や要件の細部の形式的なプロセスが中心となり、ガイドラインを参照する者には、「何が大切か」「どうして大切か」が見えないこととなる。そのため、研究者サイドがただ、行政のガイドラインを型どおり遵守する（ガイドラインのチェックリスト化）ことになっている。また、実際の場面では、ガイドラインの適用や解釈を巡って迷う事案に遭遇することがしばしばあり、そのような場合には、遡って基本ルールを参照しなければならないが、その基本ルールがないという現状がある。

　そこで、日本臨床倫理学会は、ワーキンググループを組織し、認知症の人が参加する研究に際しての倫理的配慮について、現実を直視した熟慮とあるべき方向性を踏まえながら、多くの論点の中から、何が基本的ルールで、その根拠は何かをできるだけ示そうとした。また、意思決定能力の低下した人々が参加する研究倫理に関して、今後、さらに議論すべき倫理的論点を明確にしようと試みた。

　その際には、認知症の人の意思決定を支援することを重視しながら、治療と研究との違いを踏まえ、認知症の人にもたらされるベネフィット、リスクと、意思決定

能力の低下との関係を検討し、認知症の人の意思決定能力の低下に伴い、具体的に配慮すべき点について明記をするという方法を採用した。

　認知症の人が参加する研究においては、本人の研究参加同意に関する問題、家族などによる代諾の適切性の問題、リスク・ベネフィットの大きさと同意・代諾との関係、意思決定プロセスの透明性など重要な倫理的問題が内在している。特に、本人の同意（あるいは拒否）に関しては、自律をできるだけ尊重し、必要以上に自己決定の権利を奪わないことは、認知症の人を社会の一員として尊重することにつながる。そのためには、適切な意思決定能力の評価の規準が求められる。また、本人に意思決定能力がない場合には、家族などから代諾を得るが、その代理判断の適切性についても評価がなされる必要がある。さらに、研究においては、医療というコンテクストと異なり、家族などによる代諾後、本人から assent/dissent を得ることが望ましいが、この認知症の人の assent/dissent を適切に評価することは、認知症の人々の自律の概念を再考し、尊重する一つの手段となる。

　また、WMA（World Medical Association）のヘルシンキ宣言にあるように「医学の進歩と社会への貢献」と「研究参加者の人権・健康の保護」のバランスは重要であり、それを実現するためには、参加者の研究に伴うリスクをできるだけ少なくすることと同時に、有効な治療法やケアの方法を開発する研究参加の機会を必要以上に奪わないことも重要である。

　認知症の人を含む研究遂行に際しては、研究者は、認知症という疾患を理解し、認知症の人と適切なコミュニケーションをとることが求められている。そして、研究参加をすることによって自発的に社会に貢献しようとしている認知症の人にとって、研究参加は有意義でポジティブな経験になることが望まれる。

　この日本臨床倫理学会ワーキンググループによる提言は、認知症の人が参加する研究において、特に倫理的配慮が必要な事項をまとめたものであり、「人を対象とする医学系研究に関する倫理指針」などの既存の倫理指針とともに、認知症の人々の尊厳と well-being に寄与するものになることを願っている。さらに、認知症の人々だけでなく、意思決定能力の低下した高齢者などが研究参加する際にも役立つ提言になれば幸いである。

第1章
研究のカテゴリー

　認知症の人が参加する研究には、例えばⅰ）「治療的研究」と「非治療的研究」、ⅱ）「認知症そのものに関わる研究」と「認知症に関わらない研究で認知症の人が含まれる場合」、ⅲ）「医療に関わるもの」と「介護など医療以外に関わるもの」といったカテゴリー分類があげられる。

　ⅰ）の治療に関する研究には、典型的なものとして臨床試験（clinical trials）があり、その他遺伝的研究（genetic research）、終末期医療に関する研究（research into end-of-life care）などがある。非治療的研究としては疫学的研究（epidemiological research）などがある。

　ⅱ）の「認知症に関わらない研究で認知症の人が含まれる場合」には、例えば、パーキンソン病では、経時的に認知症の合併が増加するため（PDD；Parkinson's disease with dementia、DLB；dementia with Lewy bodies）、パーキンソン病の治療に関する研究に認知症の人々が含まれる可能性がある。

　ⅲ）の「介護など医療以外に関わるもの」については、インタビューや観察法を用いた介護技術に関する研究、本人の生活やQOLに関する研究、食や栄養に関する研究、社会心理的研究、法に関する研究、介護負担など介護者に関する研究などがある。また、インタビュー調査等であっても、その内容や研究参加者の状態によっては侵襲的となる可能性がある。

　日本臨床倫理学会ワーキンググループによるこの提言は、「認知症の人々を研究参加者として含むこと」に関する特別な配慮の必要性についての提言であり、上記の研究カテゴリーすべてに関わる。

　しかし、それぞれの研究カテゴリーによって、リスクの程度も異なる。認知症をはじめとする意思決定能力の低下した人々の自律をできるだけ尊重し、研究に伴うリスクから保護することは、重要な倫理的責務であり、研究プロトコールを考案する際に、認知症の原因疾患、ステージ、症状、現在有する能力を十分に考慮する必要がある。

chapter 2

第2章
リクルートメント

1. 研究参加者を選定する際の公平性・平等性への配慮

2-1　研究参加者の選定に際しては、公平性・平等性に配慮が必要である。研究によるリスクとベネフィットの配分において、できるだけ公平性に配慮すべきである。

2-2　認知症の人々は、社会的弱者である場合がしばしばあり、特に公平性に配慮が必要である。認知症が重度である場合、経済的に困窮している場合、施設に入所している場合などには、依存的立場にあり被験者として組み入れやすいという理由から安易に研究参加者の候補とみなされるリスクがあるため、その選定において、公平性・平等性に留意しなければならない。

2. 研究参加者のリクルートメントと利益相反（COI）

2-3　臨床研究においては、実際、主治医によるリクルートメントが行われることが多いが、その際にも、治癒に関して必要以上の過剰な期待を抱かせず、研究することが目的であるという客観的事実を伝えてから、参加の意思を確認すべきである。特に、主治医と研究者の関係が密接な場合には、利益相反（COI）に留意する必要がある。また、製薬会社が関わる利益相反（COI）にも留意する必要がある。

2-4　製薬会社による被験者募集の新聞広告等も、治療効果に関して必要以上の過剰な期待を抱かせず、研究目的であることの客観的事実を明確にし、一般の人々にわかりやすい表現を用いる必要がある。

2-5　ただし、治療（診療）と研究を明確に区別できない場合もあるし、また、両者を伴って医療実践が行われる場合もしばしばあり、説明に際して十分な対話・コミュニケーションをとることが重要である。一般的ルールとして、行為の中に少しでも研究の要素が含まれるのであれば、その行為は研究参加者を保護するために審査を受けるべきである。

　　診療：個々の患者のQOLを高めるためになされる介入
　　研究：仮説を検証し、結論を導き出し、そこから一般化できる知見を得ること
　　　　　　　　　　　　　　　　　　　　　（定義：ベルモントレポートから）

3. 認知症の人を含む研究におけるリクルートの説明責任について

2-6　意思決定能力の低下している人を含む高齢者等を研究参加者としてリクルートする際には、

研究者は、本人・家族など介護者・法的代理人などに、「なぜ研究参加者として、認知症の人を含むことが必要なのか」「なぜ、若い人や意思決定能力のある人では研究が実施できないのか」について説明をしておく必要がある。

2-7 研究参加候補者の参加を促す目的から、研究に関わるリスクについての情報が差し控えられてはならない。

chapter 3

第3章
意思決定能力の評価

　研究参加候補者の意思決定能力の評価を適切に行うことは、意思決定能力が不十分、あるいは欠いている認知症の人を保護するという意味において、医学的だけでなく倫理的にもたいへん重要である。これは、ベルモントレポートの倫理原則1番目「人格の尊重（respect for persons）」において、「自律（意思決定能力）の弱くなっている個人は保護を受けるべきである」と指摘しているところである。保護の範囲は、害を受けるリスクと、ベネフィットを受ける可能性によって左右されるであろう。さらに、ある認知症の人が自律性を欠いているかどうかの判断は、周囲の状況によっても異なるため、定期的に再評価される必要がある。このように、意思決定能力の適切な評価は、自律の尊重・保護という意味においてたいへん重要である。

　また、この「研究参加」に関する意思決定能力の評価と、「治療におけるコンテクスト」との最も重要な違いは、治療においては、患者本人の利益が関心の中心事になるのに対して、研究においては、本人の利益だけでなく、科学的知識の進歩という社会的利益にも焦点が当てられていることである。この両者の目的の違いが、意思決定能力の評価のプロセスにおいても影響を及ぼしてくる。

1. 自己決定と認知機能

（1）意思決定能力の範囲について

3-1　個人にとって自己決定は重要な権利であり、程度の差はあっても、認知症の人が自己決定できる可能性があることに常に留意すべきである。また、認知症（の疑い）があるという一事をもって、研究参加に関する意思決定能力がないと先入観を持つべきではない。

3-2　成人は、意思決定能力がないと証明されるまでは、自己決定可能であるとみなされる。

3-3　認知症のある人は、研究参加同意に関する能力が低下している可能性があり、意思決定能力の評価をすることの正当な理由になる。

3-4　認知症であっても、ある程度の意思表明ができる能力を有していることがしばしばある。この現在有している能力に対して、十分な倫理的配慮（shared decision making, assent, dissent など）がなされる必要がある。

3-5　研究に参加するインフォームドコンセントを与えるのに必要な意思決定能力の程度は、個々の研究ごとに設定する必要がある。

3-6　意思決定能力は all or nothing（あるかないか）の評価をするものではなく（Not an all or nothing matter）、人々はそれぞれにさまざまな程度の意思決定能力を持っている。ある特定のタスクについては、ある一定の閾値があり、その閾値に関して、意思決定能力があるとかないとか評価することになる。

（2）意思決定能力に影響を与える要素への配慮

3-7　意思決定能力は、認知症の状態だけでなく、社会心理的・環境的・医学身体的・精神的・神経学的状態によっても変化する。

3-8　意思決定能力は「特定の課題ごと」「経時的に（時間・時期）」「選択の結果の重大性」「周囲の状況」に応じて変わる。また、一般に認知症の進行とともに意思決定能力は減退するため、認知症の人々の脆弱性に配慮した、さらなる自律への配慮が必要である。

3-9　意思決定能力は、常に認知機能と並行しているわけではない。

3-10　その意味から、具体的な評価方法としてしばしば用いられる、MMSE 等の認知機能検査によって、意思決定能力の有無を一律に定義することはできないため、インフォームドコンセントを与えることができるかどうかを評価する方法としては十分ではない。

（3）代理判断者の指名について

3-11　研究の内容が十分理解できない場合でも、自分の代わりに判断してくれる人（代理判断者）を、自分の意思で任意に指名することができる場合がある。それは、代理判断者の指名には、「信頼」という要素が含まれているからである。また、自分の意思で代理判断者を指名することは、自身の autonomy の権利を行使していることになる。

（4）決定内容と合理性について

3-12　意思決定能力は、必ずしも合理性と等価ではないことを念頭におくべきである。なぜなら、意思決定能力がある個人は、他人が不合理だと考える選択肢を選ぶことも、一般には認められているからである。

2．意思決定能力の評価者（evaluator）

（1）意思決定能力の評価者の選定

3-13　リスクの少ない面接インタビュー等においては、研究助手などによる非公式な印象に基づく意思決定能力の評価で足りる場合がある。しかし、侵襲的処置を含む研究や最先端医療等のハイリスク研究においては、研究から独立した、経験のある医師による詳細な意思決定能力評価が必要である。

3-14　ちなみに、米国連邦法規則[*]においては、意思決定能力の評価者について、「その研究に関与していない担当医であるべき（an attending physician with no connection to the proposed research）であり、相応の評価に関する医学的技量を持っているべきである」と規定している。われわれ WG も、「意思決定能力の評価者は、研究責任者と利害関係のない医師が担当すべきである」という点で一致している。

[*]Title 45 of the Code of Federal Regulation, Part 46（Department of Health and Human Service, 2005）

3-15　意思決定能力評価の独立性：研究者が evaluator の場合、研究参加候補者との間に利益相反（COI）が生じる可能性があるため（例：できるだけ多くの参加候補者を研究参加させようというインセンティブが働き、評価の閾値が低下する）、意思決定能力の「独立した評価」が

求められる。

（2）意思決定能力の評価者の役割

3-16　研究における意思決定能力の評価者（capacity evaluator）は、その評価の段階だけでなく、研究計画の段階から関わりを持つことが望ましい。研究倫理審査においては、意思決定能力の低下が疑われる研究参加候補者の能力の評価方法について検討される必要がある。

3-17　意思決定能力の評価者は、研究のプロトコール、特に研究参加候補者に説明される内容（インフォームドコンセントの内容）についてよく知っている必要がある。

3．意思決定能力の評価方法

（1）意思決定能力の評価方法

3-18　研究における意思決定能力に関する法律や規則は、治療における意思決定能力のようには確立されていない。米国の研究におけるインフォームドコンセントに関する連邦法規則（45・46）*においても、意思決定能力の評価については規定されていない。

　　＊Title 45, 46 of the Code of Federal Regulation, Part 46（Department of Health and Human Service, 2005）

3-19　例えば、「意思決定不可能」について、「提案されている研究の性質や結果について、自発的に思考・理解・認識できない。また、自身の診断・予後・負担・ベネフィット・リスク・代替治療についても理解できず、インフォームドデシジョンができない（ニュージャージー州）*」と述べられている。

　　＊State Law, New Jersey, 2008

3-20　実際には、それぞれの研究において、研究参加候補者の意思決定能力の評価方法について計画を立て、研究倫理委員会（IRB）の承認を受ける必要がある。

3-21　意思決定能力の評価方法には標準的な方法やガイドラインがあるわけではなく、また、実際の意思決定能力の評価はアルゴリズム的に決めるのではなく、ケースごとに臨床的に判断されるべきである。

（2）意思決定能力を評価する対象

3-22　研究の内容によっては、意思決定能力に疑義のある一部の参加予定者に対してのみ意思決定能力評価が実施される場合もあるし、また、すべての参加予定者に意思決定能力評価が必要な場合もある。つまり、評価方法・評価閾値・誰が評価者（capacity evaluator）になるのか、その人は研究チームから独立しているべきか、評価者にはどのような資格やトレーニングが必要か、記録方法等については、個別の研究ごとにプロトコールを作成し、倫理審査を受けるべきである。

（3）意思決定能力の評価の厳格性

3-23　意思決定能力評価の厳格性については、研究参加者の属性や、研究のリスク・ベネフィットによって判断されるべきである。

3-24　意思決定能力評価のスライド尺度化：研究に伴うリスクの程度に応じて、意思決定能力評価方法について決める必要がある。例えば、面接形式のリスクの少ない研究であれば、詳細な意思決定能力評価は必要なく、スクリーニング的な意思決定能力評価で済むが、侵襲的処置を含む研究や、遺伝子導入などのリスクのある最先端医療に関する研究では、意思決定能力を判

定する閾値は高くあるべきである。

3-25 意思決定能力を固定的に考えてはならないし、残存能力を引き出す努力を惜しまない必要がある。適切な介入（説明方法の工夫など）により、参加候補者の理解を改善することもできる可能性がある。

3-26 また、認知症の人の意思決定能力を発揮しやすくするためのケアに配慮することも重要である。例えば、睡眠覚醒リズムを基盤とした生活リズムを整えるケア、不快な症状を緩和するケア、認知症の人が注意機能を発揮することを支える周囲の人々や物理的環境の調整、薬物の副作用のモニタリングと軽減などである。

（4）意思決定能力の評価を行う際に考慮すべき要素

3-27 治療に関する意思決定能力の4つの構成要素（four abilities model、Appelbaum and Grisso*）は、研究というコンテクストにおいてもたいへん参考になるし、役立つ。①選択の表明 expression、②情報の理解 understanding、③状況の認識 appreciation、④論理的思考 reasoning である。

> *Thomas Grisso, Paul S. Appelbaum：Assessing Competence to Consent to Treatment. Oxford University Press, New York, 1998.

3-28 例えば、米連邦法は、研究におけるインフォームドコンセントの際に、以下の8つの要素の情報開示を要求している。①それは研究であること。目的・方法、②予想され得るリスクと不快、③予想され得るベネフィット、④参加者にとってよいと思われる代替治療、⑤個人情報保護・守秘義務、⑥危害が生じた場合の治療や補償、⑦問い合わせ先、⑧研究参加は自発的であること、である。

3-29 また、「人を対象とする医学系研究に関する倫理指針」には、研究におけるインフォームドコンセントを取得する場合には、研究の目的意義、研究の方法、研究対象者として選定された理由、生じる負担・リスクおよびベネフィットなどの項目について説明する必要があるとしている（第4章参照）。

3-30 しかし、意思決定能力の評価の際に、上記のように厳密にインフォームドコンセントの内容と同じく詳細な内容をすべて理解している必要はない。まずリスクが少ない研究の場合には、スクリーニング的に意思決定能力の評価をする。リスクのある研究等の場合には、より詳細なインフォームドコンセントの内容に準じた具体的な事項の理解が可能かどうかという詳細な評価をすることになる。

- ■ リスクが少ない研究の場合（例：インタビュー）

  評　価　者：研究者（助手など）

  評価方法：スクリーニング的評価

- ■ リスクがある研究の場合（例；臨床研究）

  評　価　者：研究から独立した経験のある医師（必ずしも精神科医である必要はなく、本人をよく知っている主治医など）。当該医師は、研究に関するインフォームドコンセント取得の役割を担うべきではない。

  評価方法：より詳細な評価（研究プロトコールのインフォームドコンセントの内容に準じた情報開示と理解。治療に関する意思決定能力の4つの構成要素〔four abilities model〕を参考にする)

3-31　スクリーニング的評価においては、意思決定能力の評価者は、伝える情報の選択・整理をする。評価者は、理解・認識・論理的思考について評価するが、研究参加候補者が研究計画書にあるすべての情報を一つ一つ理解する能力は必ずしも必要ない。

（5）将来への課題

3-32　認知症の研究参加候補者の意思決定能力の評価において、スクリーニング的評価およびより詳細・厳格な評価について、今後、適切で有効な方法（ツール）を開発する必要がある。また、その評価方法のツールは、いくつかの異なった認知症のグループにおいて、その有効性が確認されるべきである。

3-33　将来的に、認知症の研究参加候補者の意思決定能力評価が、より一般的になり、より広く受け入れられることが望まれる。また、医師・研究者などが、意思決定能力の低下した研究参加候補者の能力評価を適切に行えるように、教育・啓発活動をしなくてはならない。

4．研究期間中の意思決定能力の変化

3-34　認知症は時間の経過とともに進行するので、研究参加者の意思決定能力について、初回の同意取得後も、継続的かつ定期的に評価する必要がある。

3-35　原則として、インフォームドコンセントに関わる期間中は、意思決定能力は保持されている必要がある。

3-36　研究途中で、新たな情報提供と同意が必要になった場合には、意思決定能力の再評価が必要となる。
- 研究の期間中に意思決定能力の喪失が予測される場合：最初のインフォームドコンセント取得の時点で、起こり得る可能性のある事項について、事前に話し合い、研究に関する事前指示を作成しておくことが望ましい。
- 意思決定能力の喪失が予測されていなかった場合：家族などによる代諾が行われることになるが、この場合にも、最初のインフォームドコンセントの際に、「意思決定能力喪失の際にはどうしたいのか」について、あらかじめ本人の意向を聞いておけば（事前指示作成）、その後の代理判断においても、本人の意思を推定する際に役立つであろう。

5．意思決定能力の評価後の対応

3-37　意思決定能力がないと評価された場合には、以下の対応策が考えられる。
①参加対象者から除外する。
②本人の研究参加の願望が強い場合には、意思決定能力をエンハンスメントする工夫をしたり、機会を改めて再評価をする。
③代理判断者の代諾を得る：本人のassentがあれば参加可能。しかし、dissentであれば研究に参加させるべきではない。

3-38　代理判断者による研究への代諾（第5章参照）：
- 代諾者は「自身ではなく、患者が望んだであろうこと」を考え、本人の最善の利益に沿って判断をする。

- 誰が代理判断者になるのかについては、確立した方針はない（米国では各州に任せている[*]）。しかし、事前に、本人による代理判断者の指名がない場合には、家族と相談して決めるのが実際的である。また、本人に意思決定能力がなく、適切な代理判断者が存在しない場合には、研究に参加させるべきではない。さらに、代理判断者の適切性に疑義がある場合には、研究倫理委員会の判断を仰ぐことは有用である。

    [*] Title 45 ,46 of the Code of Federal Regulation, 102C, LAR; Legally Authorized Representative

- 本人が同意できない場合に、代諾者の意向で研究参加させる場合には、リスク・ベネフィットの観点から、追加の保護策が必要であるとの考え方[*]もあり、ヴァージニア州[**]・ニュージャージー州[***]では、研究参加を制限している（他州は IRB に判断を委ねている）。

    [*] Kim, Appelbaum, Jeste, & Olin（2004）; Proxy and surrogate consent in geriatric neuropsychiatric research: Update and recommendations. American Journal of Psychiatry, 161, 797-806.
    [**] Code of Virginia, 2002.
    [***] State Law, New Jersey, 2008.

第 4 章
インフォームドコンセント（本人の意向）

　インフォームドコンセントに関しては、ヘルシンキ宣言 25 条において、「医学研究の被験者としてインフォームドコンセントを与える能力がある個人の参加は自発的でなければならない。家族または地域の関係者の助言が役立つこともあるが、インフォームドコンセントを与える能力がある個人を本人の自主的な承諾なしに研究に参加させてはならない」と述べられている。

　さらに、ベルモントレポートが研究における倫理原則の 1 番目として指摘しているとおり、本人の自律（同意）を尊重することは、個人の人格を尊重（respect for persons）することになる。そして、この倫理原則の 1 番目である人格の尊重（respect for persons）は、ⅰ）個人は自律的な主体として扱われるべきである、ⅱ）自律の弱くなっている個人は保護を受けるべきであるということを意味している。「自律的な主体」として扱われるためには、具体的には、①本人が熟慮した判断を尊重すること、②本人が考えた上での判断に基づいた行動の自由を認めること、③本人が考えて判断するための情報を提供することである。

　インフォームドコンセントの実践は、まさに、個人の自律を尊重し、人格の尊重を具現するものである。臨床現場での医療実践においては、インフォームドコンセントは法的・倫理的義務であり、同意のない侵襲的医療行為は違法性が阻却されず、正当な医療行為とはいえない。同様に、研究参加における同意取得も法的・倫理的義務であり、Nuremberg Code（1946），Declaration of Helsinki（1964-2013），Convention of Human Rights and Biomedicine concerning Biomedical Research（2005）をはじめとする多くの宣言において明言されている。日本においても、「人を対象とする医学系研究に関する倫理指針」（2014 年 12 月 22 日）に明示されている。

　インフォームドコンセントの構成要素は、①情報の開示、②理解、③自発性、④意思決定能力、⑤同意である。つまり、意思決定能力のある個人が（第 3 章参照）、①情報の開示を受け、②理解し、③自発性の条件のもと、同意することである。人を対象とする研究では、「自由で free」「十分に情報提供された informed」「同意 consent」は、中核となる倫理的必要条件である。

　しかし、認知症の人々は、病気の進行とともに、次第に意思決定能力が低下していく。それらの判断能力が低下、あるいは欠損している人々を尊重するためには、その人の現在残存している能力に応じて、あるいは欠いている能力に応じて、それらの人々を保護する手段を講じる必要がある。保護の範囲は、被る可能性のあるリスクと、受けるベネフィットによって左右されるだろう。また、ある個人が自律性を欠いているかどうかの判断は、定期的に再評価すべきであり、それは状況によっても異なる（第 3 章参照）。

1. 情報の提供

（1）医療における情報との違い

4-1 研究において提供されるべき情報は、必ずしも、医療における情報と同じではない。なぜなら、研究は、一般的な共通認識が存在しない領域において実施されることが多いからである。したがって、提供される情報の内容は「理性ある患者規準」から「合理的ボランティア規準」への発想の転換が求められる*。

> *説明義務に関しては、合理的医師基準説（一般的な医師であれば与えるであろう情報を説明すべき）、合理的患者基準説（理性ある一般的患者であれば重視する情報を説明すべき）、具体的患者基準説（一般的患者は重視しなくても、当該患者が重視するのであれば説明すべき）がある。

4-2 ここでいう合理的ボランティア規準とは、ある方法が、十分には有効性が証明されていない方法であり、かつ自らの治療に必要だから行われるのではないということを知りながら、知識の発展のために参加を望むかどうかを決定できるような性質と範囲の情報が提供されるべきことを指す。

4-3 研究者は、研究参加候補者に、治療を受けることと、臨床研究に参加することは異なることを理解してもらうよう努めなければならない。また、研究の主目的は、その個人の研究参加者に直接ベネフィットをもたらすことではないことを正直に伝えるべきである。

4-4 研究参加が、個人に対して直接的なベネフィットがない場合には、研究参加候補者に、その旨を明確にしておくべきである。また、間接的ベネフィットについても、不確実で個人によって差があることを伝えるべきである。

（2）具体的な提供されるべき情報

4-5 提供される情報：研究参加を決定するために必要なすべての情報が提供されるべきである。（例：研究目的・タスク・リスク／ベネフィット・不自由（不便）さ・参加者の権利・プラセボの可能性があること・プライバシー等）

4-6 研究参加候補者は、他の治療の選択肢についても知らされるべきである。（例：他のどのような代替治療があるのか、代替治療は研究に比べてどのようによいのか悪いのか）

4-7 研究参加候補者の参加を促す目的から、リスクについての情報が差し控えられてはならない。

4-8 情報開示することが、研究を無効にしたり妥当性を損ねたりする場合と、情報開示が研究者にとって単に不都合であるという場合とは、厳密に区別されなければならない。

4-9 開示される情報が規定されている法律の例（Federal Disclosure Requirement for Informed Consent for Research）("Protection of Human Subjects," Title 45 Code of Federal Regulations, Part46,116a)：①それは研究であること。目的・方法、②予想され得るリスクと不快、③予想され得るベネフィット、④参加者にとってよいと思われる代替治療、⑤個人情報保護・守秘義務、⑥危害が生じた場合の治療や補償、⑦問い合わせ先、⑧研究参加は自発的であること

4-10 「人を対象とする医学系研究に関する倫理指針」（2014年12月）には、研究におけるインフォームドコンセントを取得する際には以下について情報開示する必要があるとしている。

1 研究の名称及び当該研究の実施について研究機関の長の許可を受けている旨
2 研究機関の名称及び研究責任者の氏名（他の研究機関と共同して研究を実施する場合には、共同研究機関の名称及び共同研究機関の研究責任者の氏名を含む。）
3 研究の目的及び意義
4 研究の方法（研究対象者から取得された試料・情報の利用目的を含む）及び期間
5 研究対象者として選定された理由
6 研究対象者に生じる負担並びに予測されるリスク及び利益
7 研究が実施又は継続されることに同意した場合であっても随時これを撤回できる旨（研究対象者等からの撤回の内容に従った措置を講じることが困難となる場合があるときは、その旨及びその理由）
8 研究が実施又は継続されることに同意しないこと又は同意を撤回することによって研究対象者等が不利益な取扱いを受けない旨
9 研究に関する情報公開の方法
10 研究対象者等の求めに応じて、他の研究対象者等の個人情報等の保護及び当該研究の独創性の確保に支障がない範囲内で研究計画書及び研究の方法に関する資料を入手又は閲覧できる旨並びにその入手又は閲覧の方法
11 個人情報等の取扱い（匿名化する場合にはその方法を含む。）
12 試料・情報の保管及び廃棄の方法
13 研究の資金源等、研究機関の研究に係る利益相反及び個人の収益等、研究者等の研究に係る利益相反に関する状況
14 研究対象者等及びその関係者からの相談等への対応
15 研究対象者等に経済的負担又は謝礼がある場合には、その旨及びその内容
16 通常の診療を超える医療行為を伴う研究の場合には、他の治療方法等に関する事項
17 通常の診療を超える医療行為を伴う研究の場合には、研究対象者への研究実施後における医療の提供に関する対応
18 研究の実施に伴い、研究対象者の健康、子孫に受け継がれ得る遺伝的特徴等に関する重要な知見が得られる可能性がある場合には、研究対象者に係る研究結果（偶発的所見を含む）の取扱い
19 侵襲を伴う研究の場合には、当該研究によって生じた健康被害に対する補償の有無及びその内容
20 研究対象者から取得された試料・情報について、研究対象者等から同意を受ける時点では特定されない将来の研究のために用いられる可能性又は他の研究機関に提供する可能性がある場合には、その旨と同意を受ける時点において想定される内容
21 侵襲（軽微な侵襲を除く）を伴う研究であって介入を行うものの場合には、研究対象者の秘密が保全されることを前提として、モニタリングに従事する者及び監査に従事する者並びに倫理審査委員会が、必要な範囲内において当該研究対象者に関する試料・情報を閲覧する旨

（3）特に臨床試験においての注意点

4-11　研究者は、ランダム化コントロールスタディー（無作為化対照試験）の目的は、仮説を証明し、医学や薬剤の進歩のための知識を得ることであることを患者に知らせなければならない。そして、研究者は、これらの研究が、患者の健康や幸福のためになされ、ある程度の成功が期待される通常の医療やケアと、どのように異なるのかを説明しなければならない。

4-12　研究者は、プラセボを使用する臨床試験においては、参加者がプラセボグループに割り当てられる可能性があることを理解させる必要がある。

（4）将来のデータ使用

4-13　研究者は、元々のインフォームドコンセントがなされた研究目的以外に、既存のデータや検体を使用する場合には、「人を対象とする医学系研究に関する倫理指針」等に定められた手続きを経るだけではなく、追加のインフォームドコンセントを得るよう努めるべきである。

（5）認知症の人に対する情報提供の方法

4-14　認知症の人を対象とする研究を実施する場合、対象となる人の認知能力に応じた説明が必要であることは当然であるが、その認知能力は環境や、説明する研究者のコミュニケーションスキル、対象者との関係によっても異なってくることに留意すべきである。

4-15　そのため、認知症の人が参加する研究を実施しようとする研究者は、認知症の人々と適切にコミュニケーションをとる方法を学ぶべきである。

4-16　認知症の研究参加候補者に対して、適切な情報を各個人に合った方法で伝達し、質問に答え、コミュニケーションを促進するスキルは大切である。このようなスキルがない場合には、そのスキルを持った他の研究者に情報提供を委ねるべきである。

4-17　研究者は、研究参加候補者の認知症の程度（ステージ）・文化的背景・教育レベル・言語知覚能力・心理的状況などに十分留意して情報提供をすべきである。

4-18　情報提供に際して、図画やビデオなどの視覚的ツールを補助的に用いる工夫も必要である。

2．理　解

4-19　人は、意思決定能力がないと証明されるまでは、自己決定可能であるとみなされなければならない。

4-20　研究参加のインフォームドコンセントに必要な意思決定能力は、個々の研究ごとに異なるため、それぞれの研究ごとに評価する必要がある。

4-21　研究者は、研究参加候補者が、提供された情報を理解したことを確認する責任がある。その責任は、リスクがより大きく深刻であるほど大きくなる。

4-22　情報を理解する能力は、常に、ある特定の課題ごと、ある特定の時間において、ある特定の状況において変化する。それは、認知症の状態だけでなく、社会心理的・環境的・医学身体的・精神的・神経学的状態によっても変化する。

4-23　意思決定能力は all or nothing（あるかないか）の判断をするものではなく、人々はそれぞれにさまざまな程度の意思決定能力を持っている。ある特定の課題については、ある一定の閾値があり、その閾値に関して、意思決定能力があるとかないとかを評価することになる（第3章参照）。

3. 自発性

4-24 自発的とは、強制や欺瞞、不当な圧力・威圧・影響下にないことを指す。

4-25 自発性の制限については、選択肢が与えられない、脅迫、不当な影響下にあること（例えば、金銭が必要な場合には研究リスクが見過ごされる）等がある。

4-26 自発性の制限に関わる以下の行為は、認知症の人の、人としての価値を貶める行為となる。
例：ごまかし、権限を与えない、子供扱い、脅かす、急かす、訴えを退ける、無理強い

4-27 通常であれば許容可能なリクルートも、研究参加候補者が、特に、理解する能力が低下していたり、弱い立場にある場合には、不当な威圧になる可能性がある。しかし、本人に対して影響力を及ぼすことのできる人による正当化できない圧力については、どこまでが正当な説得で、どこからが不当な威圧となるのかを明確に線引きすることは困難なことが多い。

4-28 研究者は、認知症の研究参加候補者が、研究参加・不参加について、近親者から不当な圧力を受ける可能性があることに留意する必要がある。

4-29 主治医は、自身の担当患者に研究参加するように誘導したり、圧力をかけてはならない。

4-30 研究者は、研究参加候補者が、適切な情報提供を受け、理解し、疑問について十分な回答を得た後に、自由意思で同意したことを確認しなければならない。

4-31 研究参加候補者に対して、同意書へのサインを急かしてはならない。研究参加することの意味について考えたり、質問するために、適切で十分な期間が与えられるべきである。

4-32 特に認知症の人の同意を得る際には、雑音・時間帯・明るさ、周囲にいる人々などの環境要因、文章や言葉遣い、医学専門用語を避けること、一度に提供される情報量にも注意を払う必要がある。

4. 自　律 (autonomy)

4-33 インフォームドコンセントは、意思決定能力のある人による自律的な決断であり、研究者に対して、研究参加についての同意を与えることになる。

4-34 特に、倫理的には、インフォームドコンセントには、①人々の well-being を向上させる、②自律（autonomy）（自己決定の権利）を擁護するという意義がある。

4-35 autonomy を実践するためには、個人の意思決定能力が必要とされることに加えて、autonomy という価値を容認・促進し、開花させることを許容する社会的・政策的環境が整備されていることが必要である。実際、認知症の人に決めさせない介護現場や社会的風潮は、いくら本人に意思決定能力があったとしても autonomy は実現できない。

4-36 認知症の人の autonomy の概念
- 意思決定能力がある人のみ同意できるというアプローチ（competency-based approach to consent）から関係性に基礎をおいたアプローチ（relationship-based approach）への発想の転換が求められる。
- 意思決定能力の構成要素（①選択の表明、②理解、③認識、④論理性）を満たし、一人で自己決定できること（individualistic aspect of autonomy）から、大切な人々との関係性の中で自身の願望や意思を表現でき、周囲の人は本人の自己決定を支援すること（richer and

broader sense of autonomy＊）への発想の転換が求められる。

　＊ Tony Hope, et al; Dementia : ethical issues. Nuffield Council.

4-37　意思決定能力が低下している人々に、shared decision making あるいは、assent/dissent という形で、自分自身の autonomy の権利を担保・補強することができる。すなわち、shared decision making/assent/dissent は、認知症の人の autonomy 尊重の手段の一つといえる（第6章参照）。

5．インフォームドコンセントの取得に関わる人々

4-38　意思決定能力のある認知症の人からは、原則として、直接的に、本人からインフォームドコンセントを得る。

4-39　現在、意思決定能力がない人の研究参加の意向については、家族あるいは親しい知人から意見を聞いたり、研究参加に関する事前指示を参考にしながら決定する。その後、可能であれば、本人からは assent/dissent を得る。

4-40　インフォームドコンセントを得る場合には、研究参加候補者が説明をする研究者に依存した関係になく、強制がないことが重要である。その可能性がある場合には、研究参加候補者の医療やケアに携わっていない研究者や研究補助者が説明を行うべきである。

4-41　主治医は、担当患者が研究参加するように、不適切な説得（誘導）をしたり、圧力をかけてはならない。

- 研究遂行やインフォームドコンセントにおける主治医の役割は、時に曖昧・微妙である。実際、研究者と関連がある場合が多いので、十分な考慮が必要である。
- 研究参加が、患者の最善の利益に貢献する可能性のある場合においても、主治医は他の中立的立場の医師からセカンドオピニオンを求めることが望ましい。

4-42　意思決定過程への家族等の関与

- 協働的話し合いをするために、本人のことをよく知っている家族等が、意思決定過程に参加することが望ましい。また、研究者は、家族介護者の意見や懸念に耳を傾けるべきである。
- 研究者が、研究参加者の家に入る可能性がある研究においては、他の居住者の同意についても確認しておく必要がある。
- 認知症の人に意思決定能力があるにもかかわらず、家族介護者が研究参加に強く反対している場合、本人が研究参加することを妨げるものではない。
- 認知症の本人に意思決定能力がないと評価され、家族介護者が代諾する場合、本人が無視された・幼児扱いされた・屈辱を受けた・価値を貶められたなどと感じないように配慮することが大切である。

4-43　排斥の倫理（exclusionary ethics）：本人に意思決定能力がないと予測される場合には、家族等による代諾（proxy consent）が得られるまで、認知症の本人とコンタクトをとらないアプローチ方法は、排斥の倫理（exclusionary ethics）になり、好ましくない。

4-44　研究参加の同意に関しては、まず認知症の本人にコンタクトをとることが重要である。コミュニケーションや記憶に関する能力が変化してしまった"その人"を除外するような儀式的・形式的なインフォームドコンセントや代諾が、組織的（体系的）になされた時には、認知症の

人の"人格（personhood）"は危機に瀕することになる。

6．説明文書・同意文書

4-45　研究参加候補者には、説明文書および同意文書を渡し、署名をしてもらう。

4-46　研究計画書は、研究被験者の保護のために、必ず倫理的配慮に関する言明を含む必要がある（ヘルシンキ宣言 2013 年 10 月 WMA フォルタレザ総会（ブラジル）で修正：§22）。そして被験者に対して、研究の目的・方法・資金源、起こり得る利害の衝突、研究者の関連組織との関わり、研究に参加することによるベネフィット・リスク・負担について十分に説明がなされるべきである。

4-47　説明文書（研究内容についての説明事項）の妥当性：その研究の意義、目的、方法、予測される結果、および資料の保存および取り扱いなどについて説明書に適切に記載されている必要がある。また、研究参加候補者として選定された理由、安全性について確保されていることも説明する必要がある。

4-48　説明文書には、研究参加によって起こり得るリスクと不利益、およびベネフィットについて具体的に記載する必要がある。そして内在するリスクが十分に評価され、そのリスクを適切に管理できることが確信できない場合には、研究者は、人間を対象とする医学研究に従事することを控えるべきである（ヘルシンキ宣言 2013 年；§18）。また、人間を対象とする医学研究は、その目的の重要性が、研究に伴う被験者のリスクおよび負担を上回る場合のみに行われるべきである（ヘルシンキ宣言 2013 年；§16）。

4-49　同意文書
- 自由意思であること：インフォームドコンセントを与える能力のある個人の参加は自発的でなければならない（ヘルシンキ宣言 2013 年；§25）。研究参加者はボランティアであり、十分な説明を受けた上でその研究に参加することを要する。また、患者の研究参加の拒否が、患者と医師の関係を左右するものであってはならない。
- 文書の作成：研究者は研究参加候補者の自由意思によるインフォームドコンセントを文書で得ることが望ましい（ヘルシンキ宣言 2013 年；§26）。
- 特に、経済上・医学上の理由により不利な立場にある場合には、自由意思の確保に十分配慮する必要がある。また、インフォームドコンセントの取得を実施する者が、平易にわかりやすく説明を行うことが求められる。

4-50　研究者は、インフォームドコンセントが得られたプロセスの詳細を記録する。

4-51　研究参加者が、将来の研究のためにデータを使用することに同意するかどうかについても、同意文書に記載することが望ましい。また、このような追加同意について何らかの条件があれば、記載する欄を設ける。

7．研究からの撤退の自由と、同意の継続性の確認

4-52　同意撤回の自由の保障：研究参加候補者は、いつでも不利益を受けることなく、研究参加を拒否する権利、または参加の同意を撤回する権利があることを知らされなければならない（ヘルシンキ宣言 2013 年；§26）。

4-53 研究参加からいつでも自由に撤退できることを、同意書に記載しておく必要がある。

4-54 研究参加者には、いかなる理由でも、いつでも自由に研究から撤退できることを知らせておくべきである。研究参加による苦痛・苦悩がないかどうか注意を払い、研究者は、参加者が中止の意向を持っていないかどうか、継続的かつ定期的にチェックすることが必要である。

4-55 研究者は、参加者の研究参加に関する苦悩の徴候に敏感になり、同意をとることを、一時的あるいは永続的に中止することも考慮すべきである。また、カウンセリングを受けることなど、そのような苦悩に対処する方法を検討すべきである。

4-56 研究の遂行中にも、定期的に同意の確認をすべきである。このような定期的確認は、参加者に研究参加からの撤退の機会を保障することになる。

4-57 意思決定のプロセスにおいて、認知症の人を支援することが必要である。本人が意思決定能力を欠き、家族等の代諾（proxy consent）によって研究参加した場合には、本人のassentを定期的に探るべきである。

4-58 中途の同意能力喪失
- 研究者は、参加者がもし研究終了前に意思決定能力を失った場合、研究参加を継続するかどうかについての記載を、同意書に含んでおくことが望ましい。
- 研究期間中に意思決定能力を喪失した人が、事前に研究参加の非継続の願望を示していた場合には、研究参加を中止すべきである。
- 有効な同意をした後に、意思決定能力を喪失した場合でも、非継続の願望を示していなかった場合には、研究参加継続の意向について、（本人の意思や最善の利益を推定して）十分に考慮する。
- また、同意文書の中に、参加者が意思決定能力を喪失したり、死亡した場合に、得られたデータを使用することを許可するかどうかについての記載を求めることが望ましい。

chapter 5

第 5 章
家族等による代理判断（代諾）
proxy consent

　本人に意思決定能力がある場合には、研究参加についても自己決定が尊重されることが原則であるが、本人に意思決定能力がないと適切に評価された場合には、家族等による代理判断が行われる。

　家族等による代理判断（代諾）は、しばしば、医療ケアについての意思決定というコンテクストにおいて語られる。そして、医療行為への同意は、法的には、患者本人の一身専属的法益への侵害に対する承認であり、法律行為ではないとされている。したがって、医療というコンテクストにおける家族の代理判断（代諾）は、本人の同意権の代行にすぎず、第三者である家族等に同意権を付与しているものではない。つまり、家族等による代諾は、家族に付与された固有の決定権ではなく、あくまで、本人の利益のためになされる、あるいは、本人の不利益にならないようになされる場合のみ正当化されるのである。

　ここでは、医療実践というコンテクストと、研究というコンテクストにおいて、家族などの代理判断（代諾）の倫理的・法的意義は、どのように同じで、どのように異なるのであろうかという点について、十分に考慮がなされる必要がある。

　実際、研究というコンテクストにおいても、意思決定能力が低下した認知症の人々の研究参加に関する代諾については、医療と同様に、「誰が代理判断者として適切か？」「家族による代理判断は適切か？」「どのような条件のもとで、家族による代諾が許容されるのか？」「代諾と、リスクやベネフィットの大きさとの関係は？」等の問題について熟慮する必要がある。今後、認知症の人々の研究参加に関する代諾のプロセス詳細は、法律関係者も含めさらなる議論が必要である。

1. 代理判断者（代諾者）

（1）代理判断者の選定

5-1　すでに代理判断者（代諾者；proxy）が指名されている場合でも、代諾者に意見を求める前に、可能であれば、認知症の本人に、「誰に自分のために代わって判断して欲しいのか」を尋ねることが望ましい。

5-2　本人に意思決定能力がない場合、もし、代諾する家族や関係者がいなければ、原則として研究参加候補者から除外される。

5-3　本人が任意に指名した代理判断者（代諾者；proxy）がいれば、優先される。

5-4 代理判断者は、自分が指名されたこと、およびその指名を拒否できることを知らされなければならない。

（2）代理判断者の適格性

5-5 代理判断者（代諾者）には、研究参加候補者の性格・考え方・価値観等について十分に知り、その意思を的確に推定できる者が望ましい。

5-6 代理判断者（代諾者）は、研究参加候補者の病状や生活状況、研究内容、リスクやベネフィットなどについて、よく知って理解している必要がある。

5-7 代理判断者（代諾者）には、研究参加候補者の立場に立った上で、本人の最善の利益について真摯な考慮ができる者が望ましい。

5-8 代理判断者は、その研究プロジェクトと関連がある人がなってはならない。

5-9 代理判断者は、認知症の人の研究参加によって利益を受けてはならない。

5-10 代理判断者は、認知症の人の研究参加の代諾をすることに関して、本人と利益相反（COI）があってはならない。

（3）代理判断者の意思決定能力

5-11 もし、最初の代諾の際に、代理判断者の意思決定能力に疑義がある場合には、代理判断者の意思決定能力の評価もなされる必要がある。

5-12 研究の経過中に、何らかのさらなる決定が必要になったとき、代理判断者が意思決定能力を失っている場合には、別な人に、その役割を委譲する必要がある（老老介護が多い現状を鑑みると、代理判断者も意思決定能力が低下・喪失する可能性がある）。

（4）研究者の責務

5-13 研究に伴うリスクが大きい場合には、代諾者等の選定方針を研究計画書に記載し、倫理委員会による承認を受けることが望ましい。

5-14 研究の代諾に、一人以上の人が関与している場合には、研究者は、すべての人から同意を得ることが望ましい。

5-15 研究者は、研究参加の中止が、本人の最善の利益に叶うと考えられる場合には、中止できるように、代理判断（代諾）者に対して、研究の進捗状況を観察監視モニターする機会を与えるべきである。

5-16 研究者は、当該研究の重要性、被験者の当該研究への参加が当該研究を実施するにあたり必要不可欠な理由、および代諾者等の選定方針を臨床研究計画書に記載し、当該臨床研究計画書について倫理審査委員会による承認を受けなければならない。

2．代理判断の手順

代理判断者による代諾（意思決定）の手順は、医療における意思決定の手順と同様に、①事前指示の尊重、②代行判断（本人意思の推定）、③最善の利益判断である。しかし、研究に伴うリスク・ベネフィットのバランスを、本人の価値観や利益に沿って熟慮することが重要である。

（1）代理判断と事前指示

5-17 代理判断者は、研究に関する事前指示に含まれている願望や、本人の価値観について、正確に理解しておくよう努めなければならない。

5-18 代理判断者は、提案されている研究が、本人が書いた事前指示の中の願望と一致しているかどうか考慮する必要がある。

5-19 事前指示や代行判断は、意思決定能力のない本人の以前に表明された価値観や願望を尊重することになり、本人の自律（autonomy）を将来にまで延長でき、個人の自己決定の権利を守ることになる。

5-20 しかし、事前指示は、しばしば、将来の置かれる環境に関する完璧な知識・情報がない、仮定的な状況で書かれるため、医療というコンテクストにおける場合と同様な短所（現時点における状況について考慮が欠ける可能性）があることに留意すべきである。

（2）代理判断と最善の利益

5-21 代理判断者は、認知症本人の価値観に適合するように、本人の真意を探究すべきである。

5-22 代理判断の際には、代諾者が考える本人の最善の利益についてではなく、「この状況において、本人にとって何が最善か」について、本人の立場に立って考えるべきである。

（3）代諾および代諾者について研究者が留意すべきこと

5-23 代理判断は、現時点の frail/vulnerable な本人の願望とはかけ離れてしまうというリスクが常にあるため、認知症の本人の意思決定能力が低下している場合であっても、認知症の本人の声も聴くべきである。それは、研究参加者の assent について配慮する必要があることを意味する。assent は認知症の人々の autonomy を尊重する重要な一つの手段となる。

5-24 認知症の人が、代諾者を指名する際には、可能であれば、その人とともに、自分の願望や考え方、「代諾する研究のタイプ」について、話し合ってもらうことが望ましい。

5-25 「研究参加が本人にとってベネフィットがない場合」「研究に伴うリスクが大きい場合」には、代理判断者（代諾者）が、研究参加の代諾をすることができるのかどうか、それぞれの研究計画の段階でよく話し合い、倫理委員会に諮っておく必要がある。

（例）「もし、研究参加が本人にとって何らベネフィットがない場合には、代理判断者は研究参加に関する権限がない」とするカナダの法律もある（Personal Directive Act 33、Alberta, Canada）。例外は、本人の書いた事前指示が、代理判断者に研究参加に同意するように指示されていた場合である（§15d）。

3．介護者など第三者の関与

5-26 介護施設のスタッフ、あるいは認知症に関する団体のスタッフ等の関与
- 研究者は、本人とのコンタクト、代諾者とのコンタクト、あるいは、認知症本人への接し方などについて、介護スタッフ等に助言を求め、あらかじめ準備をする必要がある。
- 研究者は、本人が dissent を表明した日の身体的状態や心理的状態、生活環境などについての情報提供や助言を受けることができる。

5-27 認知症の人が研究参加の同意をした場合には、研究者は、介護スタッフ等が本人の研究参加についてサポートするように依頼することができる。

第 6 章
assent と dissent の評価

　認知症の人に意思決定能力がない場合には、家族等による代諾がなされるが、その際にも本人の assent があることが望ましい。研究参加への assent は認知症の人々の autonomy を尊重する有用な一つの手段となる。つまり、意思決定能力が低下した人々に、assent あるいは dissent という形で、自分自身の autonomy を表現する権利を補強しているのである。さらに、assent/dissent を尊重することは、自律を補完することを通して、認知症の人の尊厳に配慮することにもなる。

　しかし、assent あるいは dissent は、認知症の人々の自律の概念についての大きな問題を提起している。認知症の人々の autonomy をより広く尊重しようとして、自律の概念を consent（同意）できることから、assent できることにまで広げると、例えば研究にリスクが伴う場合には、本人が害を被る危険が大きくなる可能性がある。また、反対に、認知症の人の自律の概念を、意思決定能力を厳格に評価・解釈し、4つの要素を満たす意思決定能力がある人のみ同意できるという consent に限定すると、周囲との関係性による意思決定を無視し autonomy をあまりに狭く解釈することになり、認知症の人の自律に対して配慮が欠けることになってしまう。

　このように、consent と assent/dissent の関係は、その解釈や評価によっては、認知症の人の自律を狭めたり、あるいは危害を与えるリスクを孕んでいるのである。したがって、認知症の人の自律をできるだけ尊重し、かつ危害から保護するために、研究者は認知症本人の真意や最善の利益について真摯に考える姿勢を持ち、それぞれの研究プロトコールにおいて、その assent/dissent の解釈・評価方法を熟慮・明記し、モニターをする必要がある。

1. assent の倫理的意義

6-1　認知症の人がインフォームドコンセントを与える意思決定能力がない場合には、家族等が代諾（proxy consent）するが、研究参加に関して本人の賛意（assent）を求める必要がある。また、研究参加候補者の不賛意（dissent）は、尊重されるべきである。

6-2　すべての人にとって自己決定は重要な権利であり、程度の差はあっても認知症の人が自己決定できる可能性があることに常に留意すべきである（不可能な場合にはできるだけ assent/dissent を得る）。

6-3　認知症のような意思決定能力が減弱している人々を含む研究は、インフォームドコンセントと assent の区別・境界についての重要な問題を提起している。

6-4　医療というコンテクストにおいては、患者に意思決定能力がない場合には、治療を実施す

る前に、代理判断者から代諾を得なければならない。しかし、医療においては、assent は法的に要求されているわけではない点が、研究というコンテクストとの違いである。

6-5 frail で vulnerable な認知症の人々を対象とした研究の際には、その assent の要求は、より厳格であるべきである。認知症の人々を被験者とする場合には、研究者は、代諾（代理判断者によるインフォームドコンセント；proxy consent）と assent の両者を要求される。

6-6 consent する意思決定能力がないと評価された認知症本人の assent だけでは研究に参加できない。

2. assent/dissent の具体的評価

6-7 consent と assent：consent できる能力から assent できる能力への移行は漸減的（緩徐）であり、意思決定能力評価のゴールドスタンダードは存在しない。認知症の進行に伴って、次第に意思決定能力は低下するため、個々のケースにおいて評価する必要がある。

6-8 assent は、認知症の人が、自分は研究において何をするのか／何をされるのか、自分にどのような影響があるのかがわかり、それに対してどのように感じているのかを示せることであるが、その定義はさまざまである。研究参加についての完璧な理解はないが、①研究参加に対して好ましいと感じている（preference）、②研究参加に対する、最初から継続している意欲（willingness）、③研究参加への本人の了承（agreement）、あるいは明確な了承（affirmative agreement）などである。

6-9 今後、認知症の人々の assent/dissent の具体的評価についての、さらなる議論が求められる。

6-10 現時点では、それぞれの研究プロトコールごとに、assent/dissent の評価や意味するところについて、具体的な考慮・記載をする。assent/dissent には言語的表現および非言語的表現の両者がある。

6-11 assent の例：agree 合意、comfort 不快なく安心した気持ちでいる、agreeable 乗り気、協力的な態度

6-12 dissent の例：protest 抵抗・No 拒否・unsettled（落ち着かない・不安定）、uncomfortable 不快、distressed 苦痛（しかめっ面・叫ぶ・我慢を必要とする・他の不安・動揺のサイン）、frustration 欲求不満、discomfort 不愉快、unhappiness 嬉しくない、passivity 成り行き任せ、fatigue 疲労、irritation 苛立ち、躊躇、concerned 気懸りになる、恐怖感、日常生活との表情の変化

3. assent/dissent をモニターすることの重要性

6-13 assent/dissent は、インフォームドコンセントおよび研究の期間中を通じて、継続的に評価・観察される必要がある。

6-14 assent/dissent について、それが、言語的表現であるにせよ非言語的表現であるにせよ、研究期間中を通じてモニターする。

6-15 研究者は、assent が得られた経緯の詳細を記録する必要がある。

6-16 一度 dissent があったからといって、自動的に研究参加から除外されるわけではない。dissent は、研究参加の一時中断のサインとして尊重される。時間帯や周囲の状況を再整備して、その後 dissent の再評価を実施し、結論を出す。

6-17 本人の dissent を示す徴候が明確で持続的であれば、研究参加者から除外する。

第 7 章
リスクとベネフィット分析・評価

　適切なリスク・ベネフィット評価に基づいて研究を正当化することは、善行原則（beneficence）と深く関係している。また、リスクとベネフィットの問題は、「誰が利益を受け、誰が負担を負うべきか」を考えるとき、「分配の公平性（justice）」の問題としても浮かび上がってくる。
　リスク・ベネフィット評価を適切に行うことにより、研究者にとっては、計画中の研究が適切にデザインされているかどうかを再吟味することができる。また、研究倫理審査委員会にとっては、研究参加者に課せられるリスクは正当化し得るものかどうかを判断する材料になる。さらに、研究参加候補者にとっては、研究参加をするかどうかを決める手がかりになる。
　認知症という病気を持つ人々の、研究参加によるリスクとベネフィットについて考え、認知症の人々が不当なストレス・待遇・危険を伴うことなく研究に参加でき、かつ社会に貢献できることを保障することが重要である。
　しかし、ここには、リスク・ベネフィットの大きさと、家族等による代諾との関係、minimal risk の意味するところ、potential benefit とは（潜在的が意味するところ）といった、今後、熟慮を要する倫理的課題が横たわっている。

1. リスク

7-1　研究に関わるリスクとは、手技による侵襲＋研究経過中に起こる有害事象を含む。リスクでは、そのタイプ・質・大きさ・頻度、それぞれについて熟慮を要する。

7-2　リスクには、身体的な害だけでなく、心理的な害・社会的な害・経済的な害・法的な害なども含む。

7-3　対象者：リスクを被る可能性のある者は、個々の研究参加者だけでなく、その家族・社会全般・社会の中で研究参加者の属する特定の集団などがある。

7-4　治療薬の開発などの臨床研究においては、リスクがゼロということは理想的な目標であるが、それは人間の生活のすべての場面において望ましいが、必ずしも現実的ではないといえる。

7-5　研究者は、研究に起因するリスクに対して、予防的・保護的手段を講じる必要がある。リスクを最小限にするための研究計画の工夫および努力が必要である。

7-6　研究開始後のリスクのモニタリングの方法についても、研究計画の段階で十分に考慮する。

7-7　何が maximal risk なのか？：minimal risk は「害の大きさや、それを被る蓋然性が、普通の人が日常生活において遭遇するより大きくないこと」を意味している場合が多い。

7-8 しかし、研究者と倫理委員会との間において「何が minimal risk か」について意見の相違があったことを示す研究結果がある（実際、研究侵襲の意味を理解しそれに耐えられる人々と比較して、認知症の人々の minimal risk の閾値はより低かった*）。

* Keyserlingk EW, Glass K, Kogan S, Gauthier S. ; Proposed guidelines for the participation of persons with dementia as research subjects. Perspect. Biol. Med, 1995; 38: 319/362.

7-9 minimal risk は、患者特異的（patient specific）、かつ状況特異的（context specific）なものであり、患者ごと、状況ごとに判断すべきである。

7-10 しかし、この考え方は、個人に特化しているという点においては有意義であるが、minimal risk の評価を恣意的・不安定なものにする可能性がある。

7-11 risk に関する用語の使用：リスクの大きさに関して「minimal risk」「minor increase over minimal risk」「more than a minor increase over minimal risk」「greater than minimal risk」「slightly greater than minimal risk」などが用いられている。実際、こういった表現を使わざるを得ない場合がしばしばあるが、それらの区別は曖昧であり、具体的に定義されていないという現状がある。

7-12 maximal potential risk の提案*：「minimal risk ではなく、maximal potential risk 以下という基準を用いるべきである。それがアルツハイマー病に直接関係のある研究であれば、もし、maximal potential risk の限界が定義され、不快がモニターされているのであれば、代理人の代諾は許容されるべきである」といった提案もある。

* Stephen G. Post. Full-Spectrum Consent for Research Participation When Persons with Alzheimer Disease Lose Decisional Capacities: Research Ethics and the Common Good. Dis Assoc. Disorder 2003:17（suppl.1）.

2．ベネフィット

7-13 ベネフィットに関する検討事項に、ベネフィットの「質」「大きさ」「誰の利益か」「機会（確率）」、また、それは「直接的利益か、間接的利益か」、さらに「潜在的（potential）利益とは何を指すのか」などがある。

7-14 研究参加候補者は、どのようなベネフィットを期待して研究参加するのかについて話をする機会を与えられることが望ましい。また、その会話の詳細は記録をする。

7-15 潜在的（potential）利益は、しばしば拡大解釈される傾向にある。それは、研究参加者が属する集団やグループの利益を指すのか、将来の人々の利益を指すのか、さらには将来の知識や医学の進歩までも含めるのか、個々の研究ごと、事前に研究者と IRB は十分に検討しておくことが望ましい。

7-16 インフォームドコンセントにおいて、直接的なベネフィットがない場合には、研究参加候補者にはその旨を明確にしておくべきである。また、間接的ベネフィットについても、不確実で個人によって差があることを伝えておくべきである。

7-17 間接的、あるいは潜在的ベネフィット（potential benefit）には、研究参加者が、役立っていると感じること、人と会うことに喜びを感じること、気晴らしを得ること、専門的ケアや支援へのアクセスを得ること、研究参加によって意義ある貢献をしているという利他主義的

（altruistic）満足感なども含まれる。

7-18 本人に対して直接的ベネフィットがない研究については、以下のさまざまな考え方がある。
- 本人に対してベネフィットがない研究の場合、意思決定能力がない人に対して研究参加を求めるべきではない*。
    * Canada, TCPS; Tri-Council Policy Statement, Ethical conduct for research involving humans
- 直接的なベネフィットがないからといって、認知症の人を研究参加させないことを正当化する理由にはならない。「直接的ベネフィット」という概念のより広い定義・解釈、例えば社会的利益・個人の満足感等について考える必要がある*。
    * Stephen G. Post. Full-Spectrum Consent for Research Participation When Persons with Alzheimer Disease Lose Decisional Capacities: Research Ethics and the Common Good. Dis Assoc. Disorder 2003:17 (suppl.1).

3. リスク・ベネフィット評価

7-19 研究リスクに配慮することの重要性：
- ヘルシンキ宣言14条「臨床研究を行う医師は、研究が予防・診断・治療において価値があると正当化でき、かつその研究への参加が被験者としての患者の健康に悪影響を及ぼさないことを確信する十分な理由がある場合に限り、その患者を研究に参加させるべきである」
- ヘルシンキ宣言16条「人間を対象とする医学研究は、その目的の重要性が、研究参加者のリスクおよび負担を上回る場合に限り実施できる」

7-20 ベルモントレポート（C 2 iv）：弱者が研究の対象となるとき、それらの人々が研究参加すること自体の適切性が証明されなければならない。その判断において、考慮すべきいくつかの要素（変数）があり、その中に、リスクの質と程度、対象となる特定の母集団の条件、期待されるベネフィットの質と水準などが含まれる。

7-21 研究者は、参加者の保護と自律の促進の適切なバランスを見出すよう努力する必要がある。

7-22 起こり得るリスクや負担のリスト一覧は、個々の研究ごとに作成される必要がある。

7-23 リスクや負担を軽減する工夫がなされる必要がある。

7-24 リスク・ベネフィットのバランスが重要であるが、研究には多くの異なった要素が関わっている。つまり、「医学の進歩」「参加者個人のベネフィット」「参加者個人のリスク」「研究参加者の人権と健康の保護」「社会への貢献」など、さまざまな異なる要素のバランスをとることには困難が伴うことがある。

7-25 リスク・ベネフィットについての情報提供と双方向性の開かれた対話が重要である。

7-26 研究参加候補者の認知症の人（本人が同意しているのなら家族介護者も）は、研究企画の段階で、許容可能なリスクや負担の程度の評価に参加することができる。

7-27 研究者は潜在的リスクや負担について隠したりせず、それらについて研究参加者が理解できる方法で話し合うべきである。

7-28 研究に伴うリスクとベネフィットは、インフォームドコンセントのプロセスにおける文書と手順（プロトコール）において、詳細に列挙されていなければならない。

7-29 リスク・ベネフィット評価と研究遂行に関しては、以下のようにさまざまな意見がある。

- ベネフィットがなく minimal risk 以上の研究：意思決定能力がない人に対して研究参加を求めるべきではない（前掲、カナダ TCPS）。
- 意思決定能力がなく同意（consent）できない人に対しては、minimal risk の研究のみ提案されるべきである*。

    * Keyserlingk EW, Glass K, Kogan S, Gauthier S. ; Proposed guidelines for the participation of persons with dementia as research subjects. Perspect. Biol. Med, 1995; 38: 319/362.

- 上記のような制限的立場のアプローチは、医学の進歩を窒息させる（Stephen G. Post）として、アメリカアルツハイマー病協会のガイドライン*を提案：（A）最小のリスクの場合、（B）最小のリスクより大きいが、個人に対して潜在的利益がある場合、（C）最小のリスクより大きく、かつ個人に対して潜在的利益がない場合に分けて指針を提示（第 8 章参照）。

    * 1997 ; American Alzheimer's Association(AAA) "Ethical Issues in Dementia Research", Retrieved 2005.

7-30 研究参加者に対して、研究終了後に、その経験、ベネフィットやリスクの詳細について聞き取りをし、それらを記録に残しておく。その内容は、次の研究デザインに際して、十分考慮されるべきである。

第 8 章
リスクのある研究における同意・代諾の問題

1. 家族の代諾とリスク・ベネフィットの関係

　認知症の人を対象とする臨床研究において、リスクが大きい場合には、すべての研究において家族などの代諾で研究参加を決定できるわけではない。認知症の人々の研究参加の代諾については、代諾者の意向だけでなく、研究によって研究参加者の被るリスクやベネフィットについて、ある程度の制限や追加的セーフガードを課すことも、意思決定能力が低下した認知症の人々を保護するために必要になる。

　研究が、最小のリスクより小さく、本人に対してベネフィットがある場合には、代諾することの問題は生じないかもしれない。しかし、その研究が「最小のリスクより大きく、本人に対して潜在的利益がない場合（次項の図中Cに相当）」には、以下の2つの倫理的立場があり得る。

　まず、認知症の人々のautonomyを最大限に尊重すべきとする立場【autonomy ＞ beneficence/ non-maleficence】では、家族等の代諾を許容せず、本人による研究に関する事前指示を要求する。これに対して、自律より無危害を尊重する立場【autonomy ＜ beneficence/ non-maleficence】では、本人に対するリスクが一定以下であれば、本人の事前指示は不要であり、家族などの代諾で足りるとしている。それは、自律尊重原則を重視し過ぎると、有効な治療法の進歩が遅れる可能性があるため、本人の同意は重要だが、認知症のように意思決定能力が低下・欠如していることが多い場合には、「自律尊重原則」から「無危害原則」に判断の根拠の軸足を移さなければならないという考え方である。

　この2つの倫理的立場のどちらに依るべきかについては、「医学の進歩と社会への貢献」と「研究参加者の人権・健康の保護」のバランスを考える上でも、今後、さらなる議論が必要となるであろう。

2. ガイドラインの例

8-1　家族の代諾とリスク・ベネフィットの関係についてのガイドラインの例：アメリカアルツハイマー病協会が提案したガイドライン[*]は以下のとおりである。
　（A）最小のリスクの場合：個人に対して潜在的利益がない場合でも、すべての人が研究に被験者として参加できる。事前指示がない場合は、代理判断者（proxy）が同意できる。
　（B）最小のリスクより大きいが、個人に対して潜在的利益がある場合：代理判断者（proxy）

が同意できる。代理判断者の同意は、研究に関する本人の事前指示、あるいは最善の利益判断による。

（C）最小のリスクより大きく、かつ個人に対して潜在的利益がない場合：①自分でインフォームドコンセントができる、あるいは②研究に関する本人の事前指示があるときに参加できる。どちらの場合にも、代理人は経過をモニター監視する（させる）。
【自分でインフォームドコンセントができなかったり、研究に関する本人の事前指示がない場合、あるいは、モニターする代理人がいない場合には研究参加できない】

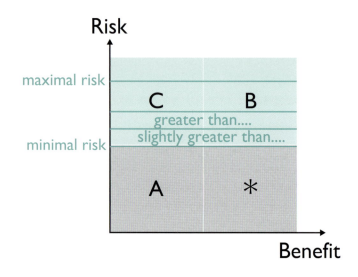

＊1997；American Alzheimer's Association（AAA）"Ethical Issues in Dementia Research", Retrieved 2005.

8-2 カナダ TCPS（Tri-Council Policy Statement）のガイドライン：ベネフィットがなく minimal risk 以上の研究については、意思決定能力がない人に対して研究参加を求めるべきではない。

3．本人にベネフィットがない研究において、代諾が正当化される根拠となる理論

8-3 医学研究には、医学の進歩と社会への貢献というたいへん重要な目的がある。研究にリスクがあり、意思表明できない研究参加者個人への直接的なベネフィットがない場合、「潜在的利益に、将来の人々やその属する集団・グループの利益も含まれるべきか？」「潜在的な社会的ベネフィットと研究参加者個人のリスクを、どのようにバランスをとるのか？」「リスクがあり、ベネフィットがない研究参加を、他者が代諾することが是である理由づけとは何か？」について考える必要がある。

8-4 リスクがあり、ベネフィットがない研究参加を、他者が代諾することが是である理由づけとして、Common Good theory あるいは altruism（利他主義）などといった考え方が、海外ではある。日本において、これらの考え方が採用されるのかどうかについては、今後の議論が

期待される。

8-5 Theory of the Common Good：
- Georgetown 大学の McCormick* によって提唱された考え方である。
- 認知機能の状況にかかわらず、私たちは皆、他人のため、未来の世代のために、医学の進歩における研究の共有する負担（common burden）を負う倫理的義務がある。人生における good（善）を追求するためには、自分のためにだけではなく、他人のためにも、そうすべきである。

  * McCormick RA. Proxy consent in the experimentation situation. Perspect Biol Med,1974;18:2-20; reprinted in McCormik RA, How Brave a New World? Dilemmas in Bioethics New York; Doubleday, 1981; 51-71.

- National Institute on Aging/ NIH-funded Alzheimer's Disease Centers が主導した認知症の人を対象とした研究倫理指針（1994）*においても、Theory of the Common Good を採用し、「潜在的リスクがあり、認知症本人に直接的利益のない研究は、もし探求され得る知見が、将来の病気の理解と緩和にたいへん重要であり、その研究プロトコールが適切であれば正当化される」とした。

  * High DM, Whitehouse PJ, Post SG, Berg L. Guidelines for addressing ethical and legal issues in Alzheimer disease research: a position paper. Alzheimer Dis Assoc Disord 1994; 8（Supple4）: 66-74.

8-6 altruism（利他主義）：
- 利己主義に対して、他人の幸福や利益を図ることをまず第一とする考え方である。
- 徳倫理（Virtue Ethics）における徳の一つでもある。

8-7 本人にベネフィットがない研究を、他者が代諾することを、「Common Good theory」あるいは「altruism（利他主義）」によって正当化できるのか？ あるいは、その根拠となる他の考え方はあるのか？
- 「本人は、元々、altruism（利他主義者）であったのか？」について思いを馳せることも必要だろう。
- 研究参加は、元来、意思決定能力を有する本人の自由意思によるものである。したがって、代理人による「altruism（利他主義）」の強要は可能かについて考えてみる必要がある。
- リスクが大きく、ベネフィットがない研究においては、本人からインフォームドコンセントを得ることが必要である。本人による研究参加に関する事前指示が存在する場合等、本人の意思を確実に推定できる場合などにおいては、研究に参加することが検討されてもよいかもしれない。

4. 認知症の人々が臨床研究に参加する理由*
（注：必ずしもリスクがある場合ではない）

* Alzheimer Europe; Ethics of dementia research -Chap.7; Clinical trials, 2013.

8-8 therapeutic misconception（治療との誤認）：認知症の人々が研究参加する理由はさまざまである。まず、自分の病状を改善し、治癒させる治療を望む場合である。これは、しばしば、therapeutic misconception（治療との誤認）と呼ばれている。このようなケースでは、臨床試

験は、研究参加者の脆弱性に対する優位性という点において非倫理的である。ベネフィットがある研究においては、そのことが参加者の研究参加への意欲を維持するのに役立つことが考えられるが、その場合であっても、治療と研究が異なることを参加者が理解するよう研究者は努めるべきである。

8-9 認知症の人々が臨床研究に参加する理由についての調査結果
- 「なぜ人々が研究参加をするのか」に関する61研究のレビューを参考までに以下に示す（Edwards, Lilford and Hewison, 1998）。
  7研究：参加者の60%がaltruistic（利他的）な理由
  4研究：70%以上がself-interest（自己の利益）のため
  2研究：50%以上がself-interest（自己の利益）のため
- 2研究：インフォームドコンセントに関しては、47%の医師が、患者は臨床試験に参加していることを自覚していなかったと答えた。しかし、一方、追加の4研究においては、80%の参加者が自律的な決定をしたと感じていると回答していた（この感覚が正確かどうかは明確ではないとのコメントあり）。
- 論文著者は、研究参加の動機として、altruistic（利他的）な理由よりself-interest（自己の利益）のほうがより多かったと結論づけたが、これらの研究のうち質の低いものも混じっていたので、さらなる研究が必要であるとした。研究参加者が自身の参加動機を正当化すべき必要性は必ずしもないが、今後さらなる議論は必要だろうと述べている。

8-10 ヨーロッパ8か国とイスラエルが参加した、認知症を含む6つの病態における研究参加理由に関する一連の研究では、「helping others（他人を助ける）」が主要な理由だった（Bartlam et al., 2010）。

8-11 2010年のアメリカおけるアルツハイマー病の抗炎症薬に関する臨床試験では、402名中359名の参加者の参加理由は、altruism（利他主義）、personal benefit（自己利益）、アルツハイマー病の家族歴であった。

第 9 章
プライバシー（個人情報）保護

9-1 個人にとってプライバシー権は、法的だけではなく倫理的にたいへん重要な権利である。研究参加者のプライバシー・個人情報保護について、あらゆる予防手段が講じられなければならない。

9-2 特に、認知症の人は、自分のプライバシーを自分自身で十分にコントロールできない可能性があり、研究者らはさらなる配慮が必要である。

9-3 認知症の本人だけでなく、家族など関係者の個人情報についても、配慮が必要である。

9-4 研究期間中の情報の管理についてだけでなく、研究終了後の情報や試料・資料の取り扱いについても配慮が必要である。また、学会などでの研究発表の際には、研究参加者を特定できないように個人情報保護に配慮する。また、研究データの他の研究への使用の際にも、同様な倫理的配慮を必要とする。

9-5 「人を対象とする医学系研究に関する倫理指針」における匿名化には、単に匿名化されているだけのもの、どの研究対象者の資料・情報であるかが直ちに判別できないように加工または管理されたもの、特定の個人を識別することができないもの、特定の個人を認識することができないものであって対応表が作成されていないもの、という類型があるが、どのような管理が適切であるのかは、それぞれの研究ごとに、学問的・科学的側面と倫理的側面について十分に検討し、倫理審査を受けるべきである。

9-6 プライバシー保護や守秘義務についての記載が、研究のプロトコールに含まれるべきである。

第10章
研究倫理委員会のない施設におけるアドバイスの仕組みづくり

10-1 実践の現場で働く医療者・介護者が、認知症の医療・ケアを改善するために行う研究は、認知症の医療・ケアの質を向上させるために必要不可欠であり、意義深いものである。これらの研究を促進させることは今後の重要な課題である。

10-2 研究倫理委員会のない医療介護施設における認知症の人々が参加する研究が、倫理的に適切に実施できるよう支援する体制の整備が必要である。

10-3 自施設以外からの審査依頼を受け付けている大学や病院の研究倫理委員会もあるため、そのような既存のリソースを活用することも一つの手段である。

10-4 今後、医師会、看護協会、地域の基幹病院、地域包括支援センターや研究会などを中心として、それぞれの地域で倫理委員会の仕組みづくりをすることが望ましい。

10-5 地域や施設で倫理審査体制を構築する場合に、必要に応じて支援を求められるよう、関係する学会などが相談窓口を設けることが望ましい。

10-6 介護職員初任者研修、社会福祉施設長認定研修、あるいは、介護福祉士国家試験における介護概論などにおいても、意思決定能力が低下した認知症の人が参加する研究倫理が扱われることが望ましい。

第11章
研究参加に関する事前指示

11-1 事前指示は、1960年代のアメリカで発展した。当初は意思表明できなくなった場合に備えての医療処置についての記載であったが、その後、いくつかの国においては、研究参加についても拡大されていった。研究参加についての事前指示が規定されていない国々のいくつかでは、以前に指名された proxy consent によって代諾を認めている。

11-2 事前指示は、法律に規定されている国もあれば、勧告に留まる国もあるが、患者の推定意思や以前の意向を尊重すべき義務については法的根拠がある。

11-3 現在、意思決定能力のない人の研究参加については、研究内容やリスク／ベネフィットについて十分に話し合いをし、親しい家族・友人等から意見を聞いたり、研究参加に関する事前指示を参考にしながら決定する。

11-4 認知症の人々に、まだ意思決定能力があるうちに、自身の考え方や願望、価値観や人生観について書いておいてもらうことは、認知症の人々の自律（自己決定の権利）を保障、あるいは延長することになる。

11-5 今後、「研究参加を望むのか、望まないのか？」「その他の研究に関する要望」など研究参加に関する事前指示の啓発活動が重要である。

11-6 事前指示の中で研究参加に同意するときには、どのようなタイプの研究に参加するのか、許容できるリスク負担はどの程度かについて言及しておくことが望まれる。なぜなら、事前指示の中で研究参加に同意した場合には、将来の研究が、実際にどのようなものかを正確に予測することはできないからである。

11-7 事前指示の中で表明された意向と並行して、認知症の人の最近の願望・選好についても考慮することは重要である。

11-8 事前指示の内容が、現在の本人の最善の利益にかなっているかどうかについて、関係者皆でコミュニケーションを深めることが大切である。また、他の中立的な立場の者からセカンドオピニオンを求めることも必要である。

第12章
認知症の人が参加する研究に関わる人々（研究者・家族介護者など）への教育・支援について

1. 研究者など

12-1 認知症の人が参加する研究を行う研究者は、少なくとも、認知症についての基本的知識が必要である。

12-2 研究者の資質として、認知機能が低下した人々との幅広い経験を持っていること、認知症の特性を理解し、認知症の人々と接するスキルが必要である。

12-3 研究者の科学的資質・倫理的資質については、研究倫理審査で検討される必要がある。

12-4 認知症の人は、コミュニケーション能力が低下していくために、自分の人生の物語や考えを伝えることが難しくなってくる。また、研究者にとっても、認知症の人の well-being・integrity について理解することは難しいが、自分たちの対応や態度が、認知症の人の well-being に配慮し、尊厳を持ったひとりの人として尊重しているどうかについては熟慮することができる。

12-5 認知症の人が言語的コミュニケーションができなくても、研究者は、認知症の人々との交流を促進するために、言語的・非言語的交流のテクニックに精通し、真の人間的交流をするよう努める必要がある。

12-6 研究者は、研究の際には、認知症の人の脱人化*（人格を持ったひとりの人として扱われないこと）を引き起こすプロセスや接し方を避けるように注意すべきである。認知症の人々を包括的に無能力であるとみなしたり、子供扱いするといった、人としての価値をおとしめる行為（PD；Personal Detraction）を慎むべきである。

　*パーソンセンタードケアの提唱者 Tom Kitwood は、この depersonalization は、malignant social psychology と呼ばれる社会の偏見差別が引き起こすとした。

12-7 認知症の人々を包括的に脆弱であるとレッテルをはらないこと（例：すべてに対して自己決定できない等）は重要である。しかし、認知症の人は、ある特定な研究に関して、ある特定な脆弱性を持っていると評価し、その点に留意・配慮することは正当である。

12-8 パターナリズム的な実践や態度は避けるべきである。

12-9 研究者は、認知症の人の恐怖・痛み・不快を最小限にするよう適切な手段を講じなければならない。

2．研究倫理審査

12-10 研究倫理審査に関わる専門家および第三者（専門家以外の外部委員）は、倫理・研究だけではなく、認知症などに関する必要な基礎知識を持っている必要がある。

12-11 研究の期間中に、研究参加者に、何らかの身体的・精神的危害があると思われた場合には、それに気づいた介護者を含む見守りをする人々も、研究の監査や評価に参加することができることが望ましい。

3．支援体制

12-12 研究者は、参加者が感情的・心理的危害にさらされる可能性があることを予測し、支援の体制を整えておく必要がある。支援する人は、トレーニングを受けたスキルのある研究チームの一員やカウンセラーなどが想定される。

12-13 研究参加者に不快・不安や不平不満がある場合には、いつでも、それらを伝えることができる人が必要である。それは、直接研究に関わっていないが、研究について十分な知識を持っており、問題解決のスキルを持っている人が望ましい。

12-14 認知症の人やその介護者の尊厳に配慮するためには、礼儀正しく敬意を持った態度が必要であり、本人や家族の個性や生活背景に配慮することが望まれる。

4．フィードバック

12-15 研究期間中および終了後に研究参加者がどのように感じているのか、感じたのかについて評価・フィードバックする試みをすることが望ましい。

12-16 臨床試験のすべての研究参加者は、可能であれば、その介入が安全で有効であると証明された場合には、研究終了後にそれを使用する選択肢が与えられることが望ましい。

Appendix

ケーススタディー ―研究計画書―

　実際に研究倫理審査を行う上で、「認知症の人が参加する研究の倫理」に関する提言をどう活用するかを例示するために、ここでは以下3つの架空の研究計画書の一部を例示する。それぞれの研究計画書には、修正を検討すべき事項や解説をコメントとして追記した。まずは、①コメントを読まずに各自で研究計画書を検討したのち、②コメントと本文を参照されたい。

　研究計画書Aは、在宅で生活するレビー小体型認知症の人と家族介護者を対象として、日常生活上の困難についてインタビュー調査を実施するものである。認知症の人の心身に起こり得るリスクは小さいかもしれないが、それは倫理的配慮を厳密に行う必要はないということにはならない。認知症の中でもレビー小体型認知症の人と家族介護者を対象としたインタビュー調査での倫理的配慮について、具体的に検討する必要がある。

　研究計画書Bは、介護施設に入所している高齢者を対象に、2つのワクチンの効果を比較する介入研究である。直接に認知症の人を対象とする研究ではなくても、研究対象とする母集団に認知症の人が多く含まれる可能性が高い場合には、認知症の人を対象とする研究と同様の配慮が必要である。また、そもそも研究の対象に認知症の人を含めることが妥当なのかについて十分に検討する必要がある。

　研究計画書Cは、外来通院中の認知症患者のアパシーに対する抗うつ薬の有効性に関する介入試験である。認知症の患者を対象とする研究においては、説明と同意のプロセスに十分な時間が必要である。外来診療の中でどのような工夫を行うのか、研究計画書から読み取れることが望ましい。また、外来主治医が診療の場で研究への参加を依頼するのは必ずしも適切とはいえない。患者・家族等が、診療と研究を明確に区別できて、自由意思によって研究への参加を検討できるよう配慮するべきである。認知症の人は、過去の病歴や薬剤歴について自分から十分に伝えられない可能性、また、試験薬の投与に伴う副作用を適切に訴えられない可能性もあり、十分に配慮する必要がある。

謝　辞

　研究計画書Aの作成については、千葉大学大学院看護学研究科訪問看護学領域助教　湯本晶代先生に、研究計画書Bの作成については、慶應義塾大学医学部感染制御センター教授　長谷川直樹先生、慶應義塾大学医学部呼吸器内科　南宮　湖先生に、それぞれご協力いただきました。

研究計画書 A

（日常生活の場で行われる認知症の人を対象とした看護研究）

1. 研究の名称

レビー小体型認知症療養者の日常生活上の困難の特徴

2. 研究の実施体制

研究責任者：〇〇〇〇　X大学大学院看護学研究科　博士前期課程 A-1
研究分担者：△△△△　X大学大学院看護学研究科　教授

3. 研究の目的および意義

(1) 研究の目的

本研究の目的は、レビー小体型認知症（Dementia with Lewy bodies；以下DLB）療養者が、DLBに特徴的な症状により経験する日常生活上の困難の有無と具体を明らかにすることである。

(2) 研究の意義

認知症の原因疾患はさまざまであり、疾患ごとに出現する症状が異なる。そのため、各疾患の特徴・違いを踏まえた治療とケアの必要性が指摘されている（長濱、2010）。認知症の原因疾患の中でも、アルツハイマー型認知症、血管性認知症、DLBは3大認知症とされており、そのうちDLB患者はわが国に少なくとも64万人いると推定されている（小阪、2012）。DLBは、徐々に進行する認知機能の低下に加え、認知機能の動揺、幻視、パーキンソニズム、薬剤過敏性などの多彩な症状を呈する（McKeithら、2005）ため、療養者は多様な日常生活上の困難を経験していると考えられる。したがって、DLB在宅療養者が自宅での生活を継続することを支援するためには、DLBの特徴を捉えたケアが必要である。

認知症者の自宅での生活継続を支援するうえで、医療的視点を持ちながら生活を総合的に捉え、DLB療養者を支援する訪問看護師に期待される役割は大きい。しかし、訪問看護師による認知症者の支援方法は模索状態にあること（宮崎、2010）や、認知症ケアに関して訪問看護師の意識が身体症状や医療的ケアのみに向けられていること（山下、2014）も指摘されている。

そのため、DLB療養者へのケアを考えるうえで、DLB療養者が日常生活上でどのような困難を経験しており、それを解決したいと考えているかを明らかにする必要がある。しかし、今のところ、DLB療養者が日常生活上で経験する困難に関する先行研究は見当たらない。

4. 研究の方法および期間

(1) 研究デザイン

本研究のデザインは、質的記述的研究デザインとする。

(2) 対象者

専門医の診察を受けながら自宅で生活しており、自分の体験を自らの言葉で語ることができると主治医が判断したDLB療養者 A-2 1名とその家族1名、15組を対象とする。

対象者の選定条件は、以下の通りとする。
① DLBと診断され、専門医の診察を受けている者

研究計画書 A comments

A-1 主たる研究者は博士前期課程の大学院生であり、研究の初心者である。そのため、認知症の人の意思やアセント・ディセント、体調を捉える力は不十分である。自身の能力を客観的に自己評価し、家族介護者や指導教員の意見を受けとめて研究を遂行していく必要がある。

> 12-1 認知症の人が参加する研究を行う研究者は、少なくとも、認知症についての基本的知識が必要である。
> 12-2 研究者の資質として、認知機能が低下した人々との幅広い経験を持っていること、認知症の特性を理解し、認知症の人々と接するスキルが必要である。

A-2 認知症の人の同意能力を確認することは重要である。しかし、MacCAT-T などを用いて同意能力を評価していない場合や評価できない場合も多い。そのようなときは、家族介護者や医療・介護スタッフから言語的・非言語的コミュニケーションの情報を得ることで、日常生活における同意能力について確認することは可能である。なお、患者に同意能力がないと判断される場合でも、患者に嫌がっているそぶりがないこと、すなわちディセントがないことを確認しなければならない。

さらに、主治医は患者に対して優位な立場に立ちやすいので、研究参加候補者である患者にアクセスする場合には、患者の自由意思で研究協力に同意しているかを言動から確認する。

> 3-3 認知症のある人は、研究参加同意に関する能力が低下している可能性があり、意思決定能力の評価をすることの正当な理由になる。
> 3-4 認知症であっても、ある程度の意思表明ができる能力を有していることがしばしばある。この現在有している能力に対して、十分な倫理的配慮（shared decision making, assent, dissent など）がなされる必要がある。
> 3-5 研究に参加するインフォームドコンセントを与えるのに必要な意思決定能力の程度は、個々の研究ごとに設定する必要がある。

A-3 「体調のよいときには自らの体験を言葉で表現でき、インタビュー調査が可能であると主治医が判断した DLB 療養者」が選定条件の一つに挙げられている。しかし、DLB 療養者は認知機能の動揺や自律神経症状など、DLB に特徴的な症状によって、心身状態に変化が起こりやすい。それは、インタビュー当日やまさにインタビュー中にも起こる可能性がある。そのため、「DLB 療養者の体調が悪いときはインタビューを延期・または中止する、インタビュー中は DLB 療養者の心身の変化の観察に努め、異常がみられた場合はすぐにインタビューを中止する、あるいは、いったん休憩をとる、相談の上インタビューを後日行うなどして、DLB 療養者の体調に十分配慮する」といったデータ収集上の配慮が必要となる。

なお、DLB 療養者の体調の判断を倫理的配慮として行うためには、DLB 療養者のフィジカルアセスメントが十分に可能であることが研究者の必須条件となる。

> 7-1 研究に関わるリスクとは、手技による侵襲＋研究経過中に起こる有害事象を含む。リスクでは、そのタイプ・質・大きさ・頻度、それぞれについて熟慮を要する。
> 7-2 リスクには、身体的な害だけでなく、心理的な害・社会的な害・経済的な害・法的な害なども含む。
> 7-5 研究者は、研究に起因するリスクに対して、予防的・保護的手段を講じる必要がある。リスクを最小限にするための研究計画の工夫および努力が必要である。
> 7-6 研究開始後のリスクのモニタリングの方法についても、研究計画の段階で十分に考慮する。
> 7-8 しかし、研究者と倫理委員会との間において「何が minimal risk か」について意見の相違があったことを示す研究結果がある（実際、研究侵襲の意味を理解しそれに耐えられる人々と比較して、認知症の人々の minimal risk の閾値はより低かった）。

② 自宅で生活している DLB 療養者とその同居家族
③ 体調のよいときには自らの体験を言葉で表現でき、インタビュー調査が可能であると主治医が判断した DLB 療養者 A-3
④ 日常生活動作が自立している者 A-4

(3) 対象者へのアクセス方法

DLB は症状が多彩であり、診断が困難であるといわれている。そのため、公益社団法人日本老年精神医学会のホームページに日本老年精神医学会専門医として公表されており、論文や書籍において DLB を専門としている医師、また、それらの老年精神医学会専門医から紹介を受けた DLB を専門的に診察している医師より、上記の条件を満たす DLB 療養者とその家族を紹介していただく A-5 。

なお、協力施設に倫理委員会が設置されている場合は、倫理委員会の承諾を得たうえで研究を進める。

(4) データ収集方法

DLB に特徴的な症状によって生じる療養者の日常生活での困難の有無とその具体的内容について、インタビューガイドに基づいた半構造化インタビューを行う。DLB 療養者と家族の両者から承諾が得られた場合、医師より口頭で、または診療録からフェイスシートの内容をインタビュー前に収集する。

インタビューは、DLB 療養者および家族の望む場所で A-6 、原則 1 回、60 分以内で行う A-7 。インタビューの内容は、研究対象者の承諾が得られた場合 IC レコーダーに録音する。録音の同意が得られない場合は、詳細なメモをとりデータとする。なお、DLB 療養者と家族の同席のもとでインタビューを行う A-8 。

① フェイスシートの内容

DLB 療養者の年齢、性別、家族構成、病歴、出現している DLB 症状、認知機能検査の結果（HDS-R、MMSE）、処方内容、利用している社会資源 A-9

② インタビュー内容

A. DLB 療養者に対して
・DLB 症状のために日々の生活の中で困難を感じることはありますか？
・（困難がある、と答えた場合）それはどのようなことですか？
  - 出現した症状と、症状から引き起こされる「日常生活上の困難」の関係性が明確になるように語ってもらう
  - 解決したいこと、解決できていることと解決方法
  - DLB 療養者自身からみた困難、家族からみた困難

B. 家族に対して
・DLB 症状のために療養者が日常生活上の困難を経験していると感じることはありますか？
・あるとすれば、それは具体的にどのようなことですか？
  - 出現した症状と、症状から引き起こされる「日常生活上の困難」の関係性が明確になるように語ってもらう
  - 解決したいこと、解決できていることと解決方法
  - DLB 療養者自身からみた困難、家族からみた困難がわかるよう意識して尋ねる

(5) 分析方法

インタビュー内容について「療養者が DLB に特徴的な症状により経験している日常生活における困難はなにか」という視点で内容分析を行い、DLB 療養者の日常生活上の困難の様相を明らかにする。分析に際しては、WHO の国際生活機能分類 ICF（International Classification of Functioning, Disability and Health）のモデルを参考に、DLB に特徴的な症状と、それにより DLB 療養者が日々の生活において自らの行為を遂行する際に DLB に特徴的な症状に起因して経験する困りごとや難しさ、またそれに関連して経験する精神面・社会面での難しさの関係性が明確になるように留意する。

A-4 …… 認知症の原因疾患にはさまざまな疾患が挙げられる。そのため、原因疾患の特徴に合わせた研究計画を立案する必要がある。

　本研究の対象者は DLB 療養者である。DLB はパーキンソニズムを伴うことが多く、認知症を伴うパーキンソン病（Parkinson disease with dementia）との異同は議論のあるところである。DLB 療養者の認知機能低下や認知機能の動揺による日常生活上の困難を明らかにするためには、パーキンソニズムによる要素を除外するため、「日常活動動作が自立している者」という対象者の選定条件が重要となる。

A-5 …… 対象者へのアクセス方法として、病院の外来、あるいは訪問診療を利用中の自宅で、主治医から研究者を紹介してもらうと記載されている。患者へのアクセス、また研究協力についての依頼では、主治医の立場は患者にとって優位性があり、患者から自身の意向を伝えることができない場合も多いことに留意する。具体的には、診療終了後に医師の同席しない場所で研究参加候補者となる DLB 療養者および家族介護者に研究について文書および口頭で説明し、同意書も希望に応じて研究協力依頼時に渡す切手貼付済の返信封筒を使用して送付していただくか、次回の診察時に対面で受け取ることとする。このような倫理的配慮を行った上でも、研究参加候補者の自発性が損なわれていないか、常に確認する必要がある。

> 4-40　インフォームドコンセントを得る場合には、研究参加候補者が説明をする研究者に依存した関係になく、強制がないことが重要である。その可能性がある場合には、研究参加候補者の医療やケアに携わっていない研究者や研究補助者が説明を行うべきである。
> 4-41　主治医は、担当患者が研究参加するように、不適切な説得（誘導）をしたり、圧力をかけてはならない。
> ■ 研究遂行やインフォームドコンセントにおける主治医の役割は、時に曖昧・微妙である。実際、研究者と関連がある場合が多いので、十分な考慮が必要である。

A-6 …… DLB 療養者が自宅でのインタビューを希望する場合、研究者は DLB 療養者の自宅で多くのプライバシーに関する情報を知り得てしまう。そのため、DLB 療養者と家族のプライバシーの保護を十分に行うことが必要になる。

> 9-1　個人にとってプライバシー権は、法的だけではなく倫理的にたいへん重要な権利である。研究参加者のプライバシー・個人情報保護について、あらゆる予防手段が講じられなければならない。
> 9-2　特に、認知症の人は、自分のプライバシーを自分自身で十分にコントロールできない可能性があり、研究者らはさらなる配慮が必要である。
> 9-3　認知症の本人だけでなく、家族など関係者の個人情報についても、配慮が必要である。

A-7 …… インタビュー時間を設定する際の倫理的配慮を記載する必要がある。DLB 療養者に対するインタビューであるため、治療薬の服用時間および薬効の持続時間を考慮してインタビュー時間を設定することが重要となる。

A-8 …… データ収集方法には、「DLB 療養者と家族の同席のもとでインタビューを行う」と記載されているが、DLB 療養者と家族の関係性や質問内容によって、両者が率直に語ることができない可能性もある。具体的に、DLB に特徴的な症状の一つである「幻視」を DLB 療養者と家族がそれぞれどのように認識しているかをインタビューで語られることで、両者の言い争いが起こることもある。そのため、データ収集において「希望に応じて DLB 療養者と家族が別々の場所で語る場を設ける」など、DLB 療養者と家族の意向や関係性を確認し、研究に参加することで関係性が悪化しないようにすることが必要となる。

　例えば「幻視」の認識について、DLB 療養者と家族との間に言い争いが起こってしまった場合には、ものごとについての認識は個々人によって異なることが多いこと、今後、相互により適切な認識になるようにするにはどうしたらよいかを研究を通して明らかにすることなどを説明し、言い争いをおさめることが研究遂行能力として必要になる。

(6) 倫理的配慮
本研究は、X大学研究倫理審査委員会の承認を受けて行うこととする。なお、以下の点に十分に留意する。
① 研究許可・承認を得る手続きにおける任意性の保障
　　研究参加候補者に、研究の趣旨、参加の諾否は自由意思であり、いつでも辞退できること、研究参加を拒否、または途中で辞退しても不利益を被らないこと A-10 、を口頭および書面で説明した上で研究協力の諾否の確認を行い、協力いただける場合は書面で同意を得る。また、研究倫理上の責任を果たすために、研究者自身も同意書に署名する。同意書は2部作成し、研究協力者と研究者双方が保管する。

② 研究実施における安全性・負担の軽減の保障
　　研究依頼にあたり、研究参加候補者が辞退しにくさを感じることがないように、研究参加候補者には研究者本人が直接研究説明や研究協力諾否の確認を行う。また、研究協力の諾否を十分に検討できる時間を1週間ほど設けたあとに返答を得るよう配慮する A-11 。
　　研究協力により研究協力者の勤務や介護に支障をきたさないよう、十分配慮する。そのためにも、インタビューの時間や場所は研究協力者の都合を最優先させて決定する。また、インタビュー拘束時間はあらかじめ研究協力者に伝え、承諾を得る。インタビューの最中に他の用務が生じた場合は、インタビューを中断して研究協力者の用務を最優先することを保証する A-12 。
　　インタビュー内容のICレコーダーによる録音やメモの記載は、研究協力者の承諾を得て行う。研究協力者が研究者に話したくないと思うことは話さなくていいこと、個人のプライバシーに関する過剰な情報収集は避けることを保証する A-13 。
　　研究協力者には、日中いつでも研究者に連絡が取れる連絡先を研究参加依頼時に書面で伝え、些細なことでも疑問や不明点があれば遠慮なく質問ができ、研究協力辞退を希望する場合は辞退できる状況を確保する。
　　質問紙調査を行う際には予測される所要時間を記載し、同意を得た上で記入してもらうこととする。

③ データ収集から公表におけるプライバシー・匿名性・個人情報の保護
　　インタビューを実施する際は研究協力者の都合のよい時間と場所で行い、研究協力者のプライバシーが十分に守られるよう配慮する。また、インタビュー内容は研究協力者の許可を得た後にICレコーダーを使用して録音する。許可が得られない場合は、研究者がメモを書きとる許可を得る。
　　フェイスシートの情報を医師より得る際には、匿名性に配慮し、氏名は記号化する。また、利用している社会資源は、サービス事業所名を用いずサービス種別に記載する A-14 。
本研究で得られた情報は、研究以外の目的で使用しないこと、データは個人や施設が特定できないよう記号化すること、情報は厳重に管理し研究終了後に破棄すること、を保証する。情報が入ったパソコンや書類等は、電子媒体についてはパスワードをかけ、鍵のかかる場所に研究公表後10年間は保管する。また、データを破棄する際は、復元不能な形状にして処理し、書類はシュレッダーにかける。
　　研究結果は研究協力者紹介施設に伝える。また、研究協力者には、研究結果報告の必要の有無と報告方法をインタビュー時に確認する。研究結果を学内の発表会や学会、学術誌などで公表する際にも、データは個人や施設が特定できないよう記号化することを保証する A-15 。

～～～～～～～～以下、省略～～～～～～～～

A-9 フェイスシートを用いて収集したデータをかけ合わせることによって、DLB 療養者と家族が識別されることのないように、データ収集では留意する。特に、詳細な病歴、具体的な処方内容として商品名を記載すること、利用している社会資源として事業社名を記載することで、DLB 療養者と家族が識別される危険性は高い。個人が識別されることのないように、フェイスシートに記載する際には、データの意味を変えないことに留意しながら、より抽象度の高い表現(例えば、服用薬名は商品名ではなく、薬物の機能で表現するなど)を用いることが重要になる。

> 9-1 個人にとってプライバシー権は、法的だけではなく倫理的にたいへん重要な権利である。研究参加者のプライバシー・個人情報保護について、あらゆる予防手段が講じられなければならない。
> 9-6 プライバシー保護や守秘義務についての記載が、研究のプロトコールに含まれるべきである。

A-10

> 4-30 研究者は、研究参加候補者が、適切な情報提供を受け、理解し、疑問について十分な回答を得た後に、自由意思で同意したことを確認しなければならない。
> 4-31 研究参加候補者に対して、同意書へのサインを急かしてはならない。研究参加することの意味について考えたり、質問するために、適切で十分な期間が与えられるべきである。
> 4-32 特に認知症の人の同意を得る際には、雑音・時間帯・明るさ、周囲にいる人々などの環境要因、文章や言葉遣い、医学専門用語を避けること、一度に提供される情報量にも注意を払う必要がある。
> 4-52 同意撤回の自由の保障;研究参加候補者は、いつでも不利益を受けることなく、研究参加を拒否する権利、または参加の同意を撤回する権利があることを知らされなければならない。(ヘルシンキ宣言 2013 年;§26)
> 4-53 研究参加からいつでも自由に撤退できることを、同意書に記載しておく必要がある。
> 4-54 研究参加者には、いかなる理由でも、いつでも自由に研究から撤退できることを知らせておくべきである。研究参加による苦痛・苦悩がないかどうか注意を払い、研究者は、参加者が中止の意向を持っていないかどうか、継続的かつ定期的にチェックすることが必要である。

A-11 説明と同意において、研究対象者を紹介した主治医の影響を取り除くために、研究協力の諾否を検討できる時間を 1 週間ほど設けることは適切である。

A-12 DLB 療養者と家族の体調を優先して、インタビューを延期、中止することの判断が必要になる。

A-13 DLB 療養者の自宅でインタビュー調査を行う場合には、必要最低限のインタビュー内容とし、過剰な情報収集による個人のプライバシーは避けることは適切な倫理的配慮である。

A-14 個人が識別されないようにするために、DLB 療養者が利用しているサービス事業所の匿名性にも配慮することは適切である。

A-15

> 9-4 研究期間中の情報の管理についてだけでなく、研究終了後の情報や試料・資料の取り扱いについても配慮が必要である。また、学会などでの研究発表の際には、研究参加者を特定できないように個人情報保護に配慮する。また、研究データの他の研究への使用の際にも、同様な倫理的配慮を必要とする。
> 9-5 「人を対象とする医学系研究に関する倫理指針」における匿名化には、単に匿名化されているだけのもの、どの研究対象者の資料・情報であるかが直ちに判別できないように加工または管理されたもの、特定の個人を識別することができないもの、特定の個人を認識することができないものであって対応表が作成されていないもの、という類型があるが、どのような管理が適切であるのかは、それぞれの研究ごとに、学問的・科学的側面と倫理的側面について十分に検討し、倫理審査を受けるべきである。

研究計画書 B

（介護施設に入所している高齢者を対象とした介入研究）

■ 1．研究の名称

高齢者におけるワクチン A とワクチン B の血清型特異 IgG 抗体濃度およびオプソニン活性の比較

■ 2．研究の実施体制 [B-1]

研究責任者：〇〇〇〇　Y 総合病院　呼吸器内科　部長
研究分担者：××××　Y 総合病院　呼吸器内科　医員
研究分担者：△△△△　Y 総合病院　感染症科　部長

■ 3．研究の目的および意義

(1) 研究の目的

　本研究の目的は、65 歳以上の高齢者において、ワクチン A とワクチン B を無作為オープンラベルで割り当て、接種前、接種 1 か月後、1 年後から 5 年後までの各年の血清型特異 IgG 抗体濃度および OPK 活性を経時的に測定するとともに、接種 5 年後までの肺炎発症率を観察し、高齢者におけるワクチン A とワクチン B での抗体獲得能および高齢者における抗体価の経年的な推移を観察することである。

(2) 研究の意義

　本邦において、肺炎は死因の第 4 位であり、肺炎の起因菌としては肺炎球菌が最も多い。また、高齢者においては侵襲性肺炎球菌感染症に罹患すると 20% 以上が死亡する致命的な感染症である。高齢化が進行する本邦において、肺炎球菌感染症は臨床的にさらなる問題となることが予想される。

　現在、本邦においては成人に対する肺炎球菌ワクチンとして主にワクチン A が使用されており、介護施設入所中の高齢者において肺炎球菌感染症による死亡率の軽減効果が示されている（BMJ 2010；340：1004）。一方、2009 年に本邦でも承認されたワクチン B は、脾摘後の成人患者においても、抗体が獲得されやすいことが先行研究から示されている。

　高齢者における肺炎球菌の抗体獲得に関して、ワクチン A とワクチン B の間で比較検討はいまだなされておらず、また、ワクチン B においては高齢者の抗体価の経年的な推移を観察した先行研究はない。

■ 4．研究の方法および期間

(1) 評価項目

①主要評価項目

　1 か月後の血清型特異 IgG 抗体濃度および OPK 活性

②副次的評価項目

　接種 1 年後から 5 年後までの毎年の血清型特異 IgG 抗体濃度および OPK 活性
　接種 5 年後までの肺炎発症率・肺炎による死亡率・総死亡率

③探索的評価項目

　試験では設定しない

④安全性評価項目

　副作用率（局所反応、アレルギー反応、その他）

研究計画書 B　comments

B-1 ……　研究協力者の候補の中には、認知症などのために意思決定能力の低下している人が多く含まれる可能性があるため、施設の医師や看護師など、入所者の日常の言動についてよく知っており、意思決定能力を適切に評価できる人を研究分担者に加えるべきである。

B-2 ……　本研究は 65 歳以上の高齢者を対象としたものであり、認知症の人を対象としなければ知見を得られない研究ではない。したがって、認知症などで意思決定能力の低下を伴う人が多い特別養護老人ホームの入所者を主な対象とするべきか再考を要する。

> 2-6　意思決定能力の低下している人を含む高齢者等を研究参加者としてリクルートする際には、研究者は、本人・家族など介護者・法的代理人などに、「なぜ研究参加者として、認知症の人を含むことが必要なのか」「なぜ、若い人や意思決定能力のある人では研究が実施できないのか」について説明をしておく必要がある。

B-3 ……　代諾を得る方針なのであれば、代諾者の選定方針について明確にするべきである。またアセントとディセントについての規定も設けるべきである。代諾者は、自分の価値観や自分にとっての利益・不利益でなく、本人の意思や気持ちに寄り添って決定することが求められる。本人が事前に研究への参加について何らかの意向を示していなかったか、意思決定能力があったらどう判断したか、その研究には本人にどのような利益と不利益があるのかを適切に判断する必要がある。本人に十分な意思決定能力がなく、代諾者の判断に委ねる場合であっても、アセントとディセントを確認することは、研究者にとっても代諾者にとっても重要なプロセスである。もしアセントを表明することができる研究対象者がアセントを示さない場合、あるいは、ディセントを表明する場合には、その人を研究対象とするべきではない。

> 5-1　すでに代理判断者（代諾者；proxy）が指名されている場合でも、代諾者に意見を求める前に、可能であれば、認知症の本人に、「誰に自分のために代わって判断して欲しいのか」を尋ねることが望ましい。
> 5-2　本人に意思決定能力がない場合、もし、代諾する家族や関係者がいなければ、原則として研究参加候補者から除外される。
> 5-3　本人が任意に指名した代理判断者（代諾者；proxy）がいれば、優先される。
> 5-5　代理判断者（代諾者）には、研究参加候補者の性格・考え方・価値観等について十分に知り、その意思を的確に推定できる者が望ましい。
> 5-6　代理判断者（代諾者）は、研究参加候補者の病状や生活状況、研究内容や、リスクやベネフィットなどについて、よく知って理解している必要がある。
> 5-7　代理判断者（代諾者）には、研究参加候補者の立場に立った上で、本人の最善の利益について真摯な考慮ができる者が望ましい。
> 5-9　代理判断者は、認知症の人の研究参加によって利益を受けてはならない。
> 5-10　代理判断者は、認知症の人の研究参加の代諾をすることに関して、本人と利益相反（COI）があってはならない。
> 6-1　認知症の人がインフォームドコンセントを与える意思決定能力がない場合には、家族等が代諾（proxy consent）するが、研究参加に関して本人の賛意（assent）を求める必要がある。また、研究参加候補者の不賛意（dissent）は、尊重されるべきである。
> 6-4　医療というコンテクストにおいては、患者に意思決定能力がない場合には、治療を実施する前に、代理判断者から代諾を得なければならない。しかし、医療においては、assent は法的に要求されているわけではない点が、研究というコンテクストとの違いである。
> 6-5　frail で vulnerable な認知症の人々を対象とした研究の際には、その assent の要求は、より厳格であるべきである。認知症の人々を被験者とする場合には、研究者は、代諾（代理判断者によるインフォームドコンセント；proxy consent）と assent の両者を要求される。
> 6-6　consent する意思決定能力がないと評価された認知症本人の assent だけでは研究に参加できない。

（2）試験方法
　　介入研究（介入あり、対照群あり、無作為化あり、盲検化なし）・検証的試験
（3）研究対象者の人数
　　ワクチンA群100人とワクチンB群100人、合計200人を目標に登録を行う。
（4）研究期間
　　登録期間：許可日〜20XX年3月
　　評価期間：許可日〜20XX年3月

5．研究対象者の選定方針と協力の詳細

（1）選択基準
　　特別養護老人ホーム（甲、乙、丙、丁）の入所者 B-2 のうち、研究参加の同意を得られた65歳以上の者。同意は本人から取得することを原則とするが、同意書への署名が困難な場合は家族でも可とする。また、本人が同意の意思を表明できない場合には、家族から同意を取得する B-3 。
（2）除外基準 B-4
　　①以前にワクチンAあるいはワクチンBの接種歴のある者
　　②ジフテリアトキソイドによってアナフィラキシーを呈したことのあることが明らかな者
　　③明らかな発熱・感冒症状を有する体調不良の者
　　④1か月以上、観察できないことが明らかな者
　　⑤その他、担当医師が不適当と判断した者
（3）依頼方法 B-5
　　各施設の65歳以上の入所者あるいはその家族に対して、各施設の施設長から研究の概要をお知らせする。研究参加について内諾を得られた入所者あるいはその家族に対して、研究分担者があらためて研究について説明し、文書で同意を取得する。
（4）協力の詳細
　　①ワクチン接種前の基礎データの取得（年齢、性別、身長、体重、病歴）
　　②ワクチン接種前に20ml採血し、血算・生化学を測定する。また、14ml採血し血清型特異IgG抗体濃度およびOPK活性の解析を行う。
　　③無作為に割り当てられたワクチンAもしくはワクチンBを1回0.5mL、皮下に注射する。
　　④4〜6週後に14ml採血し、血清型特異IgG抗体濃度およびOPK活性の解析を行う。
　　⑤追跡可能な研究対象者から1年後に14ml採血し、血清型特異IgG抗体濃度およびOPK活性の解析を行う。また、施設の記録を閲覧し肺炎発症のエピソードの有無および起因菌が判明している場合はその確認を行う。以降、5年後まで毎年、同様の解析と調査を行う B-6 。
　　⑥接種5年後までの期間において、肺炎発症率・肺炎による死亡率・総死亡率を調査する B-6 。

6．研究協力者の負担およびリスクと利益

　　ワクチンAおよびワクチンB接種により肺炎球菌性肺炎発症の予防効果が期待でき、医学上の利益があると考えられる。本人あるいは代諾者に対し、接種前の検査時に10,000円、ワクチン接種時に20,000円、その後のフォローアップの検査時に10,000円を支払うため、経済的な利益もある B-7 。
　　ワクチン接種のため局所反応として疼痛や発赤がある。それ以外に全身反応として筋肉痛・倦怠感などの副反応が挙げられる。副反応が見られた場合には、各施設の看護師が研究分担者に報告し、場合によっては追加の採血等を行う。臨床検査値の異常が出たときは、実施責任者・研究分担者の判断のもと適切に対応する。

〜〜〜〜〜〜〜〜以下、省略〜〜〜〜〜〜〜〜

B-4 …… 除外基準として意思決定能力の低下があり、本人からの同意取得が困難な場合を除外することも検討するべきである。

B-5 …… 特別養護老人ホームは、一度入所すると入所期間は長期に及び、施設を替わることは困難である。施設長から研究参加への案内をすることは、研究参加の自発性を損なう可能性がある。研究参加への自発性が損なわれないよう特段の配慮をするべきである。たとえば、施設からの働きかけはせず、施設内に研究協力者を募集する掲示をするにとどめることなどが考えられる。

> 2-1 研究参加者の選定に際しては、公平性・平等性に配慮が必要である。研究によるリスクとベネフィットの配分において、できるだけ公平性に配慮すべきである。
>
> 2-2 認知症の人々は、社会的弱者である場合がしばしばあり、特に公平性に配慮が必要である。認知症が重度である場合、経済的に困窮している場合、施設に入所している場合などには、依存的立場にあり被験者として組み入れやすいという理由から安易に研究参加者の候補とみなされるリスクがあるため、その選定において、公平性・平等性に留意しなければならない。
>
> 4-27 通常であれば許容可能なリクルートも、研究参加候補者が、特に、理解する能力が低下していたり、弱い立場にある場合には、不当な威圧になる可能性がある。しかし、本人に対して影響力を及ぼすことのできる人による正当化できない圧力については、どこまでが正当な説得で、どこからが不当な威圧となるのかを明確に線引きすることは困難なことが多い。
>
> 4-28 研究者は、認知症の研究参加候補者が、研究参加・不参加について、近親者から不当な圧力を受ける可能性があることに留意する必要がある。
>
> 4-41 主治医は、担当患者が研究参加するように、不適切な説得（誘導）をしたり、圧力をかけてはならない。

B-6 …… 特別養護老人ホームの入所者は、たとえ研究参加時に意思決定能力を有していたとしても、研究期間の5年の間にその能力が低下することが懸念される。定期的に意思決定能力と同意の意思を確認するなどの配慮を行う必要がある。

> 3-34 認知症は時間の経過とともに進行するので、研究参加者の意思決定能力について、初回の同意取得後も、継続的かつ定期的に評価する必要がある。
>
> 3-35 原則として、インフォームドコンセントに関わる期間中は、意思決定能力は保持されている必要がある。
>
> 3-36 研究途中で、新たな情報提供と同意が必要になった場合には、意思決定能力の再評価が必要となる。

B-7 …… 研究協力者の利益は直接の医学的利益のみ記載し、負担軽減費については別項に記載するべきである。また、高額な負担軽減費は、金銭的利益によって研究参加を誘導することとなり不適切である。ことに認知症の人が参加する研究においては、代諾者が経済的なインセンティブで研究参加に同意を与える可能性があるため慎重に対応するべきであると考えられる。

研究計画書 C
（外来通院中の認知症患者を対象とした介入研究）

■ 1．研究の名称

認知症患者のアパシーに対する抗うつ薬の有効性に関する研究

■ 2．研究の実施体制

研究責任者：○○○○　Z総合病院　精神神経科　部長
研究分担者：××××　Z総合病院　精神神経科　医員
研究分担者：△△△△　Z総合病院　脳神経内科　部長

■ 3．研究の目的および意義

(1) 研究の目的

　本研究の目的は、認知症に伴う行動・心理症状の一つであるアパシーに対して、抗うつ薬が有効であるかを確認することである C-1 。Z総合病院外来に通院中の認知症患者のうち、アパシーの状態にある患者に抗うつ薬（クロミプラミン）を投与し、投与しなかった患者とアパシーの重症度の経過を比較する。

(2) 研究の意義

　高齢化が進む日本においては、認知症患者の増加も予測され、認知症に伴う行動・心理症状に対する治療方法の開発が望まれている。認知症において介護者が困難を感じる症状にはさまざまなものがあるが、その一つがアパシーである。アパシーとは自発性や意欲の低下であり、特にアルツハイマー病では初期から後期まで高頻度に認められる C-2 。これまでアパシーに対して、抗うつ薬やアマンタジン、塩酸ドネペジルなどの投与が試みられたが、有効性については一定の見解を得られていない C-3 。

■ 4．研究の方法および期間

(1) 対　象

　当院精神科または脳神経内科に通院中の認知症患者 C-4 のうち、アパシーのある患者50例を対象とする。アパシーの診断には介護者評価である Apathy Evaluation Scale 日本語版（AES-I-J）を用いる C-5 。

(2) 方　法

　アパシーがあると診断された認知症患者をランダムに振り分け C-6 、25例にはクロミプラミン（50mg）錠 C-7 を1回1錠1日2回、朝食後と夕食後に6か月間投与する。25例には投与しないで経過を観察する。

(3) 評　価

　投与開始前、投与開始1か月後から1か月ごと C-8 6か月後まで、再診時に AES-I-J とミニメンタルステート検査（MMSE）を行い C-9 、クロミプラミン投与群と非投与群を比較する。

①主要評価項目
　AES-I-J の変化 C-10
②副次的評価項目
　MMSE の変化

研究計画書 C　comments

C-1　本研究は認知症の方を対象にする必要がある研究である。認知症の方を対象とせざるを得ない場合には、その根拠を明確に述べておく必要がある。

> 2-6　意思決定能力の低下している人を含む高齢者等を研究参加者としてリクルートする際には、研究者は、本人・家族など介護者・法的代理人などに、「なぜ研究参加者として、認知症の人を含むことが必要なのか」「なぜ、若い人や意思決定能力のある人では研究が実施できないのか」について説明をしておく必要がある。

C-2　アルツハイマー病で高頻度に認められるということであれば、対象をアルツハイマー病患者に限定した方がよいのではないか。

C-3　先行研究について情報が乏しく、認知症患者を対象とする本研究の意義が不明確である。

C-4　対象とする認知症の原因疾患、認知症の重症度およびどの程度の意思決定能力を想定しているのかを明確にする。

C-5　どの程度をアパシーと認定するのか。認知症患者は状況により反応が異なることに対する配慮が必要ではないか。例えば、よく見知った人と一緒のときに質問し、複数回試みるなど。また、誰がリクルートするのかが不明確である。自由意思で参加の判断ができる環境の確保が必要である。
　評価尺度を依頼する患者をどのように選択するのかを記載するべきである。研究対象になり得るのかのスクリーニングのために、認知症で通院している患者全例に評価尺度を依頼するのであれば、問題である。また、介護者による評価が必須なのであれば、介護者とともに通院していることを選択条件に入れる必要があるのではないか。

C-6　無作為に割り付ける具体的な方法について記載する必要がある。

C-7　クロミプラミンには副作用があるが、高齢者が対象となることが多いことから、さらなる配慮が必要である。例えば、前立腺肥大のスクリーニングを行う、排便状況、心機能のモニターなどについての配慮など。

C-8　介護者を伴わなければ外来通院できない患者に対して、1か月ごとに外来で評価を行う意義については再検討するべきである。

C-9　総合病院の外来のどこで、誰がAES-I-Jを介護者が行うことのサポートやMMSEを行うのかを具体的に記載するべきである。

C-10　どのような変化を改善とするのかの基準も必要である。また、フォローアップするときの測定条件（測定するのときの状況等）についても言及が必要である。

C-11　具体的に記載する。誰がその副作用をチェックするのか。クロミプラミンについては既知の副作用があることから、自覚症状に関するものについては質問紙を作成するなどの方法が考えられるのではないか。また、血液検査や心電図検査を計画的に施行する必要はないのか。

③探索的評価項目
　　本試験では設定しない
④安全性評価項目
　　副作用の有無 C-11

(4) 研究期間
　　登録期間：許可日～20XX年3月
　　評価期間：許可日～20XX年3月

5．研究対象者の選定方針と協力の詳細

(1) 選択基準
　　Z総合病院精神神経科または脳神経内科に通院中の認知症患者であって、本治療の期待されること C-12 、現時点での限界、来たし得る副作用につき説明し、同意を得られた成人を対象とする。同意は本人から取得することを原則とするが、同意書への署名が困難な場合は家族でも可とする。また、本人が同意の意思を表明できない場合には、家族から同意を取得する C-13 。

(2) 除外基準 C-14
　　①以前にクロミプラミンにアレルギーや副作用があった者
　　②経口または経管による投与が困難な者
　　③評価する介護者がいない者
　　④その他、担当医師が不適当と判断した者

(3) 依頼方法
　　外来主治医である研究責任者あるいは研究分担者が、本人あるいはその家族に対して、説明文書を用いて説明し、文書で同意を取得する C-15 。

(4) 協力の詳細
　　①基礎データの取得（年齢、性別、身長、体重、病歴）
　　②クロミプラミン投与群においては、クロミプラミンの内服
　　③AES-I-J（介護者）及びMMSE（本人）の実施 C-16

～～～～～～～～以下、省略～～～～～～～～

> **C-12** …「本治療の期待されること」として説明を行うのは不適切である。また、半数にはクロミプラミンの投与を行わないのであるから、その旨も十分に説明をする必要がある。また、リスク・ベネフィットについては、患者および家族等にわかりやすく説明すること。

4-11　研究者は、ランダム化コントロールスタディー（無作為化対照試験）の目的は、仮説を証明し、医学や薬剤の進歩のための知識を得ることであることを患者に知らせなければならない。そして、研究者は、これらの研究が、患者の健康や幸福のためになされ、ある程度の成功が期待される通常の医療やケアと、どのように異なるのかを説明しなければならない。

4-12　研究者は、プラセボを使用する臨床試験においては、参加者がプラセボグループに割り当てられる可能性があることを理解させる必要がある。

> **C-13** …本人から同意を取得することが可能な場合であっても、介護者による評価が必要であることから、介護者からも同意を取得する必要があるのではないか。また、介護者から代諾を得た場合であっても、本人からの assent を得ることが重要である。

6-1　認知症の人がインフォームドコンセントを与える意思決定能力がない場合には、家族等が代諾（proxy consent）するが、研究参加に関して本人の賛意（assent）を求める必要がある。また、研究参加候補者の不賛意（dissent）は、尊重されるべきである。

6-3　認知症のような意思決定能力が減弱している人々を含む研究は、インフォームドコンセントと assent の区別・境界についての重要な問題を提起している。

6-4　医療というコンテクストにおいては、患者に意思決定能力がない場合には、治療を実施する前に、代理判断者から代諾を得なければならない。しかし、医療においては、assent は法的に要求されているわけではない点が、研究というコンテクストとの違いである。

6-5　frail で vulnerable な認知症の人々を対象とした研究の際には、その assent の要求は、より厳格であるべきである。認知症の人々を被験者とする場合には、研究者は、代諾（代理判断者によるインフォームドコンセント；proxy consent）と assent の両者を要求される。

> **C-14** …クロミプラミンの添付文書に記載されている禁止や慎重投与の事項に該当する患者は除外するべきではないか。その中で投薬歴や既往歴など、認知症の患者では十分に確認することができない場合も考えられるため、対応策も検討するべきである。また、うつ状態の患者も対象とするのか、対象としないのであれば、除外基準にも挙げて、うつ状態の患者を除外するための方法を研究計画書に明記すること。

> **C-15** …①本人と介護者と両者からの同意が必要ではないか。②介護者が家族でない場合にはどうするか。③外来主治医が研究への参加を依頼することが強制とならないよう配慮を要する。④外来で主治医が研究について十分に説明を行うことは困難なのではないか。主治医以外の研究者が説明を別途説明を行うべきではないか。

4-27　通常であれば許容可能なリクルートも、研究参加候補者が、特に、理解する能力が低下していたり、弱い立場にある場合には、不当な威圧になる可能性がある。しかし、本人に対して影響力を及ぼすことのできる人による正当化できない圧力については、どこまでが正当な説得で、どこからが不当な威圧となるのかを明確に線引きすることは困難なことが多い。

4-28　研究者は、認知症の研究参加候補者が、研究参加・不参加について、近親者から不当な圧力を受ける可能性があることに留意する必要がある。

4-29　主治医は、自身の担当患者に研究参加するように誘導したり、圧力をかけてはならない。

4-30　研究者は、研究参加候補者が、適切な情報提供を受け、理解し、疑問について十分な回答を得た後に、自由意思で同意したことを確認しなければならない。

> **C-16** …説明文書には、AES-I-J や MMSE を行うことに要する時間も記載すること。

監　修
日本臨床倫理学会

【監修メンバー】
富田博樹、呉屋朝幸、清水貴子、宮武剛、川崎志保理

編　著
日本臨床倫理学会
「認知症の人が参加する研究の倫理」に関するワーキンググループ

【ワーキンググループのメンバー】
新田國夫、箕岡真子、稲葉一人、竹下啓、荻野美恵子、諏訪さゆり、宮島俊彦、
山路憲夫、繁田雅弘、今井幸充、大澤誠、山元智穂
成本迅（意思決定能力評価についての参考意見）

【活動の記録】
2015 年　6 月　4 日； 箕岡より提言の原案提示
　　　　　8 月　6 日； 修正更新
　　　　 10 月　1 日； 修正更新
　　　　 12 月　3 日； 修正更新
2016 年　2 月　4 日； 修正更新
　　　　　6 月　2 日； 修正更新
　　　　　8 月　4 日； 修正更新
　　　　 12 月　1 日； 修正更新
2017 年　2 月　2 日； 修正更新
　　　　　8 月 31 日； 修正更新
　　　　 11 月 30 日； 修正更新
2018 年　1 月 18 日； 修正更新
　　　　　3 月 29 日； 修正更新、竹下・荻野・諏訪より事例提示
　　　　　5 月 31 日； 修正更新
　　　　　8 月 30 日； 修正更新

JCOPY	〈(社)出版者著作権管理機構 委託出版物〉

本書の無断複写は著作権法上での例外を除き禁じられています．複写される場合は，そのつど事前に，下記の許諾を得てください．
(社)出版者著作権管理機構
TEL. 03-5244-5088　FAX. 03-5244-5089　e-mail：info@jcopy.or.jp

「認知症の人が参加する研究の倫理」に関する提言
―意思決定能力が低下した人を支援するために―

定価（本体価格 1,800 円＋税）

2019 年 3 月 15 日　第 1 版第 1 刷発行

監　修　日本臨床倫理学会
編　著　日本臨床倫理学会
　　　　「認知症の人が参加する研究の倫理」に関するワーキンググループ
発行者　佐藤　枢
発行所　株式会社　へるす出版
　　　　〒164-0001　東京都中野区中野 2-2-3
　　　　☎ (03) 3384-8035〈販売〉　(03) 3384-8177〈編集〉
　　　　振替 00180-7-175971
　　　　http://www.herusu-shuppan.co.jp
印刷所　あづま堂印刷株式会社

〈検印省略〉

©2019 Printed in Japan
落丁本，乱丁本はお取り替えいたします．
ISBN978-4-89269-971-9